清·郑梅涧——撰

郭君双——整理

中医临床必读丛书 重刊

重楼玉钥

人民卫生出版社

·北京·

图书在版编目（CIP）数据

重楼玉钥 /（清）郑梅涧撰；郭君双整理. —北京：
人民卫生出版社，2023.3
（中医临床必读丛书重刊）
ISBN 978-7-117-34483-8

Ⅰ. ①重… Ⅱ. ①郑… ②郭… Ⅲ. ①中医五官科学
－耳鼻咽喉科学－中国－清前期 Ⅳ. ①R276.1

中国国家版本馆 CIP 数据核字（2023）第 036257 号

| 人卫智网 | www.ipmph.com | 医学教育、学术、考试、健康，购书智慧智能综合服务平台 |
| 人卫官网 | www.pmph.com | 人卫官方资讯发布平台 |

中医临床必读丛书重刊

重楼玉钥

Zhongyi Linchuang Bidu Congshu Chongkan
Chonglou Yuyao

撰　　者：清·郑梅涧
整　　理：郭君双
出版发行：人民卫生出版社（中继线 010-59780011）
地　　址：北京市朝阳区潘家园南里 19 号
邮　　编：100021
E - mail：pmph @ pmph.com
购书热线：010-59787592　010-59787584　010-65264830
印　　刷：北京市艺辉印刷有限公司
经　　销：新华书店
开　　本：889×1194　1/32　印张：4.25
字　　数：66 千字
版　　次：2023 年 3 月第 1 版
印　　次：2023 年 5 月第 1 次印刷
标准书号：ISBN 978-7-117-34483-8
定　　价：29.00 元

重刊说明

中医药学是中华民族的伟大创造,是中国古代科学的瑰宝,也是打开中华文明宝库的钥匙,为中华民族繁衍生息做出了巨大贡献,对世界文明进步产生了积极影响。中华五千年灿烂文化,"伏羲制九针""神农尝百草",中医经典著作作为中医学的重要组成部分,是中医药文化之源、理论之基、临床之本。为了把这些宝贵的财富继承好、发展好、利用好,人民卫生出版社于2005年推出了《中医临床必读丛书》(简称《丛书》)(105种),随后于2017年推出了《中医临床必读丛书》(典藏版)(30种),丛书出版后深受读者欢迎,累计印制近900万册,成为了中医药从业人员和爱好者的必读经典。

毋庸置疑,中医古籍不仅是中医理论的基础,更是中医临床坚强的基石,提高临床疗效的捷径。每一位中医从业者,无不是从中医经典学起的。"读经典、悟原理、做临床、跟名师、成大家"是中医成才的必要路径。为了贯彻落实党的二十大报告指出的促进中医药传承创新发展和《关于推进新时代古籍工作的意见》

要求,传承中医典籍精华,同时针对后疫情时代中医药在护佑人民健康方面的重要性以及大众对于中医经典的重视,我们因时因势调整和完善中医古籍出版工作,因此,在传承《丛书》原貌的基础上,对105种图书进行了改版,推出《中医临床必读丛书重刊》(简称《重刊》)。为了便于读者阅读,本版尽量保留原版风格,并采用双色印刷,将"养生类著作"单列,对每部图书的导读和相关文字进行了更新和勘误;同时邀请张伯礼院士和王琦院士为《重刊》作序,具体特点如下:

1. **精选底本,校勘严谨** 每种古籍均由各科专家遴选精善底本,加以严谨校勘,为读者提供精准的原文。在内容上,考虑中医临床人员的学习需要,一改过去加校记、注释、语译等方式,原则上只收原文,不作校记和注释,类似古籍的白文本。对于原文中俗体字、异体字、避讳字、古今字予以径改,不作校注,旨在使读者在研习之中渐得旨趣,体悟真谛。

2. **导读要览,入门捷径** 为了便于读者学习和理解,每本书前撰写了导读,介绍作者生平、成书背景、学术特点,重点介绍该书的主要内容、学习方法和临证思维方法,以及对临床的指导意义,对书的内容提要钩玄,方便读者抓住重点,提升学习和临证效果。

3. **名家整理,打造精品** 《丛书》整理者如余瀛鳌、钱超尘、郑金生、田代华、郭君双、苏礼等大部分专家都参加了我社 20 世纪 80 年代中医古籍整理工作，他们拥有珍贵而翔实的版本资料，具备较高的中医古籍文献整理水平与丰富的临床经验，是我国现当代中医古籍文献整理的杰出代表，加之《丛书》在读者心目中的品牌形象和认可度，相信《重刊》一定能够历久弥新，长盛不衰，为新时代我国中医药事业的传承创新发展做出更大的贡献。

主要分类和具体书目如下：

 经典著作

《黄帝内经素问》　　《金匮要略》

《灵枢经》　　　　　《温病条辨》

《伤寒论》　　　　　《温热经纬》

 诊断类著作

《脉经》　　　　　　《濒湖脉学》

《诊家枢要》

 通用著作

《中藏经》　　　　　《三因极一病证方论》

《伤寒总病论》　　　《素问病机气宜保命集》

《素问玄机原病式》　《内外伤辨惑论》

《儒门事亲》　　　　《石室秘录》

《脾胃论》　　　　　《医学源流论》

《兰室秘藏》　　　　《血证论》

《格致余论》　　　　《名医类案》

《丹溪心法》　　　　《兰台轨范》

《景岳全书》　　　　《杂病源流犀烛》

《医贯》　　　　　　《古今医案按》

《理虚元鉴》　　　　《笔花医镜》

《明医杂著》　　　　《类证治裁》

《万病回春》　　　　《医林改错》

《慎柔五书》　　　　《医学衷中参西录》

《内经知要》　　　　《丁甘仁医案》

《医宗金鉴》

 各科著作

(1)内科

《金匮钩玄》　　　　　　《张氏医通》

《秘传证治要诀及类方》　《张聿青医案》

《医宗必读》　　　　　　《临证指南医案》

《医学心悟》　　　　　　《症因脉治》

《证治汇补》　　　　　　《医学入门》

《医门法律》　　　　　　《先醒斋医学广笔记》

《温疫论》　　　　　《串雅内外编》

《温热论》　　　　　《医醇賸义》

《湿热论》　　　　　《时病论》

(2) 外科

《外科精义》　　　　《外科证治全生集》

《外科发挥》　　　　《疡科心得集》

《外科正宗》

(3) 妇科

《经效产宝》　　　　《傅青主女科》

《女科辑要》　　　　《竹林寺女科秘传》

《妇人大全良方》　　《济阴纲目》

《女科经纶》

(4) 儿科

《小儿药证直诀》　　《幼科发挥》

《活幼心书》　　　　《幼幼集成》

(5) 眼科

《秘传眼科龙木论》　《眼科金镜》

《审视瑶函》　　　　《目经大成》

《银海精微》

(6) 耳鼻喉科

《重楼玉钥》　　　　《喉科秘诀》

《口齿类要》

（7）针灸科

《针灸甲乙经》　　　　《针灸大成》

《针灸资生经》　　　　《针灸聚英》

《针经摘英集》

（8）骨伤科

《永类钤方》　　　　　《世医得效方》

《仙授理伤续断秘方》　《伤科汇纂》

《正体类要》　　　　　《厘正按摩要术》

 养生类著作

《寿亲养老新书》　　　《老老恒言》

《遵生八笺》

 方药类著作

《太平惠民和剂局方》　《得配本草》

《医方考》　　　　　　《成方切用》

《本草原始》　　　　　《时方妙用》

《医方集解》　　　　　《验方新编》

《本草备要》

人民卫生出版社

2023 年 2 月

序 一

党的二十大报告提出,把马克思主义与中华优秀传统文化相结合。中医药学是中国古代科学的瑰宝,也是打开中华文明宝库的钥匙。当前,中医药发展迎来了天时、地利、人和的大好时机。特别是近十年来,党中央、国务院密集出台了一系列方针政策,大力推动中医药传承创新发展,其重视程度之高、涉及领域之广、支持力度之大,都是前所未有的。"识势者智,驭势者赢",中医药人要乘势而为,紧紧把握住历史的机遇,承担起时代的责任,增强文化自信,勇攀医学高峰,推动中医药传承创新发展。而其中人才培养是当务之急,不可等闲视之。

作为中医药人才成长的必要路径,中医经典著作的重要性毋庸置疑。历代名医先贤,无不熟谙经典,并通过临床实践续先贤之学,创立弘扬新说;发皇古义,融会新知,提高临床诊治水平,推动中医药学术学科进步,造福于黎庶。孙思邈指出:"凡欲为大医,必须谙《素问》《甲乙》《黄帝针经》……"李东垣发《黄帝内经》胃气学说之端绪,提出"内伤脾胃,百病由生"的观点,一部《脾胃论》成为内外伤病证辨证之圭臬。经典者,路志正国医大师认为:原为"举一纲而万目张,解一卷而众篇明"之作,经典之所以奉为经典,一是经过长时间的临床实践检验,具有明确的临床指导作用和理论价值;二是后代医家在学术流变中,不断诠释、完善并丰富了其内涵与外延,使其与时俱进,丰富和发展了理论。

如何研习经典,南宋大儒朱熹有经验可以借鉴:为学之道,莫先于穷理;穷理之要,必在于读书;读书之法,莫贵于循序而致精;而致精之本,则又在于居敬而持志。读朱子治学之典,他的《观书有感》诗歌可为证:"半亩方塘一鉴开,天光云影共徘徊。问渠那得清如许?为有源头活水来。"可诠释读书三态:一是研读经典关键是要穷究其理,理在书中,文字易懂但究理需结合临床实践去理解、去觉悟;更要在实践中去应用,逐步达到融汇贯通,圆机活法,亦源头活水之谓也。二是研读经典当持之以恒,循序渐进,读到豁然以明的时候,才能体会到脑洞明澄,如清澈见底的一塘活水,辨病识证,仿佛天光云影,尽映眼前的境界。三是研读经典者还需有扶疾治病、济世救人之大医精诚的精神;更重要的是,读经典还需怀着敬畏之心去研读赏析,信之用之日久方可发扬之;有糟粕可弃用,但须慎之。

在这次新型冠状病毒感染疫情的防治中,疫病相关的中医经典发挥了重要作用,2020年疫情初期我们通过流调和分析,明确了新型冠状病毒感染是以湿毒内蕴为核心病机、兼夹发病为临床特点的认识,有力指导了对疫情的防治。中医药早期介入,全程参与,有效控制转重率,对重症患者采取中西医结合救治,降低了病死率,提高了治愈率。所筛选出的"三药三方"也是出自古代经典。在中医药整建制接管的江夏方舱医院中,更是交出了564名患者零转重、零复阳,医护零感染的出色答卷。中西医结合、中西药并用成为中国抗疫方案的亮点,是中医药守正创新的一次生动实践,也为世界抗疫贡献了东方智慧,受到世界卫生组织(WHO)专家组的高度评价。

经典中蕴藏着丰富的原创思路,给人以启迪。青蒿素的发明即是深入研习古典医籍受到启迪并取得成果的例证。进入新时代,国家药品监督管理部门所制定的按古代经典名方目录管理的中药复方制剂,基于人用经验的中药复方制剂新药研发等相关政策和指导原则,也助推许多中医药科研人员开始从古典医籍中寻找灵感与思路,研发新方新药。不仅如此,还有学者从古籍中梳理中医流派的传承与教育脉络,以传统的人才培养方法与模式为现代中医药教育提供新的借鉴……可见中医药古籍中的内容对当代中医药科研、临床与教育均具有指导作用，应该受到重视与研习。

我们欣慰地看到，人民卫生出版社在 20 世纪 50 年代便开始了中医古籍整理出版工作，先后经过了影印、白文版、古籍校点等阶段，经过近 70 年的积淀，为中医药教材、专著建设做了大量基础性工作；并通过古籍整理，培养了一大批中医古籍整理名家和专业人才，形成了"品牌权威、名家云集""版本精良、校勘精准""读者认可、历久弥新"等鲜明特点，赢得了广大读者和行业内人士的普遍认可和高度评价。2005 年，为落实国家中医药管理局设立的培育名医的研修项目，精选了 105 种中医经典古籍分为三批刊行，出版以来，重印近千万册，广受读者欢迎和喜爱。"读经典、做临床、育悟性、成明医"在中医药行业内蔚然成风，可以说这套丛书为中医临床人才培养发挥了重要作用。此次人民卫生出版社在《中医临床必读丛书》的基础上进行重刊，是践行中共中央办公厅、国务院办公厅《关于推进新时代古籍工作的意见》和全国中医药人才工作会议精神，以实际行动加强中医古籍出版工作，注重古籍资源转化利用，促进中医药传承创新发展的重要举措。

经典之书，常读常新，以文载道，以文化人。中医经典与中华文化血脉相通，是中医的根基和灵魂。"欲穷千里目，更上一层楼"，经典就是学术进步的阶梯。希望广大中医药工作者乃至青年学生，都要增强文化自觉和文化自信，传承经典，用好经典，发扬经典。

有感于斯，是为序。

中国工程院院士　国医大师

天津中医药大学　名誉校长　张伯礼

中国中医科学院　名誉院长

2023 年 3 月于天津静海团泊湖畔

序　二

中医药典籍浩如烟海,自先秦两汉以来的四大经典《黄帝内经》《难经》《神农本草经》《伤寒杂病论》,到隋唐时期的著名医著《诸病源候论》《备急千金要方》,宋代的《经史证类备急本草》《圣济总录》,金元时期四大医家刘完素、张从正、李东垣和朱丹溪的著作《素问玄机原病式》《儒门事亲》《脾胃论》《丹溪心法》等,到明清之际的《本草纲目》《医门法律》等,中医古籍是我国中医药知识赖以保存、记录、交流和传播的根基和载体,是中华民族认识疾病、诊疗疾病的经验总结,是中医药宝库的精华。

中华人民共和国成立以来,在中医药、中西医结合临床和理论研究中所取得的成果,与中医古籍研究有着密不可分的关系。例如中西医结合治疗急腹症,是从《金匮要略》大黄牡丹汤治疗肠痈等文献中得到启示;小夹板固定治疗骨折的思路,也是根据《仙授理伤续断秘方》等医籍治疗骨折强调动静结合的论述所取得的;活血化瘀方药治疗冠心病、脑血管意外和闭塞性脉管炎等疾病的疗效,是借鉴《医林改错》

等古代有关文献而加以提高的；尤其是举世瞩目的抗疟新药青蒿素，是基于《肘后备急方》治疟单方研制而成的。

党的二十大报告提出，深入实施科教兴国战略、人才强国战略。人才是全面建设社会主义现代化国家的重要支撑。培养人才，教育要先行，具体到中医药人才的培养方面，在院校教育和师承教育取得成就的基础上，我还提出了书院教育的模式，得到了国家中医药管理局和各界学者的高度认可。王琦书院拥有 115 位两院院士、国医大师的强大师资阵容，学员有岐黄学者、全国名中医和来自海外的中医药优秀人才代表。希望能够在中医药人才培养模式和路径方面进行探索、创新。

那么，对于个人来讲，我们怎样才能利用好这些古籍，来提升自己的临床水平？我以为应始于约，近于博，博而通，归于约。中医古籍博大精深，绝非只学个别经典即能窥其门径，须长期钻研体悟和实践，精于勤思明辨、临床辨证，善于总结经验教训，才能求得食而化，博而通，通则返约，始能提高疗效。今由人民卫生出版社对《中医临床必读丛书》(105 种)进行重刊，我认为是件非常有意义的事，《重刊》校勘严谨，每本书都配有导读要览，同时均为名家整理，堪称精品,是在继承的基础上进行的创新,这无疑对提高临床疗效、推动中医药事业的继承与发展具有积极的促进作用,因此,我们也会将《重刊》列为书院教学尤其是临床型专家成长的必读书目。

韶光易逝,岁月如流,但是中医人探索求知的欲望是亘古不变的。我相信,《重刊》必将对新时代中医药人才培养和中医学术发展起到很好的推动作用。为此欣慰之至,乐为之序。

中国工程院院士　国医大师　王琦

2023 年 3 月于北京

原　序

中医药学是具有中国特色的生命科学，是科学与人文融合得比较好的学科，在人才培养方面，只要遵循中医药学自身发展的规律，把中医理论知识的深厚积淀与临床经验的活用有机地结合起来，就能培养出优秀的中医临床人才。

百余年西学东渐，再加上当今市场经济价值取向的影响，使得一些中医师诊治疾病常以西药打头阵，中药作陪衬，不论病情是否需要，一概是中药加西药。更有甚者不切脉、不辨证，凡遇炎症均以解毒消炎处理，如此失去了中医理论对诊疗实践的指导，则不可能培养出合格的中医临床人才。对此，中医学界许多有识之士颇感忧虑而痛心疾首。中医中药人才的培养，从国家社会的需求出发，应该在多种模式、多个层面展开。当务之急是创造良好的育人环境。要倡导求真求异、学术民主的学风。国家中医药管理局设立了培育名医的研修项目，第一是参师襄诊，拜名师并制订好读书计划，因人因材施教，务求实效。论其共性，则需重视"悟性"的提高，医理与易理相通，重视易经相关理论的学习；还有文献学、逻辑学、生命科学原理与生物信息学等知识的学习运用。"悟性"主要体现在联系临床，提高思辨能力，破解疑难病例，获取疗效。再者是熟读一本临证案头书，研修项目精选的书目可以任选，作为读经典医籍研修晋级保底的基本功。第二是诊疗环境，我建议城市与乡村、医院与诊所、病房与门诊可以兼顾，总以多临证、多研讨为主。若参师三五位以上，年诊千例以上，必有上乘学问。第三是求真务实，"读经典做临床"关键在"做"字上苦下功夫，敢于置疑而后验证、诠释，进而创新，诠证创新自然寓于继承之中。

中医治学当溯本求源，古为今用，继承是基础，创新是归宿，认真继承中医经典理论与临床诊疗经验，做到中医不能丢，进而才是中医现代化的实施。厚积薄发、厚今薄古为治学常理。所谓勤求古训、融会新知，即是运用科学的临床思维方法，将理论与实践紧密联系，以显著的疗效，诠释、求证前贤的理论，于继承之中求创新发展，从理论层面阐发古人前贤之未备，以推进中医学科的进步。

综观古往今来贤哲名医，均是熟谙经典、勤于临证、发皇古义、创立新说者。通常所言的"学术思想"应是高层次的成就，是锲而不舍长期坚持"读经典做临床"，并且，在取得若干鲜活的诊疗经验基础上，应是学术闪光点凝聚提炼出的精华。笔者以弘扬中医学学科的学术思想为己任，绝不敢言自己有什么学术思想，因为学术思想一定要具备创新思维与创新成果，当然是在以继承为基础上的创新；学术思想必有理论内涵指导临床实践，能提高防治水平；再者，学术思想不应是一病一证一法一方的诊治经验与心得体会。如金元大家刘完素著有《素问病机气宜保命集》，自述"法之与术，悉出《内经》之玄机"，于刻苦钻研运气学说之后，倡"六气皆从火化"，阐发火热症证脉治，创立脏腑六气病机、玄府气液理论。其学术思想至今仍能指导温热、瘟疫的防治。严重急性呼吸综合征（SARS）流行时，运用玄府气液理论分析证候病机，确立治则治法，遣药组方获取疗效，应对突发公共卫生事件，造福群众。毋庸置疑，刘完素是"读经典做临床"的楷模，而学习历史，凡成中医大家名师者基本如此，即使当今名医具有卓越学术思想者，亦无例外。因为经典医籍所提供的科学原理至今仍是维护健康、防治疾病的准则，至今仍葆其青春，因此"读经典做临床"具有重要的现实意义。

值得指出，培养临床中坚骨干人才，造就学科领军人物是当务之急。在需要强化"读经典做临床"的同时,以唯物主义史观学习易理易道易图,与文、史、哲、逻辑学交叉渗透融合,提高"悟性",指导诊疗工作。面对新世纪,东学西渐是另一股潮流,国外学者研究老聃、孔丘、朱熹、沈括之学,以应对技术高速发展与理论相对滞后的矛盾日趋突出的现状。譬如老聃是中国宇宙论的开拓者,惠施则注重宇宙中一般事物的观察。他解释宇宙为总包一切之"大一"与极微无内之"小一"构成,大而无外小而无内,大一寓有小一,小一中又涵有大一,两者相兼容而为用。如此见解不仅对中医学术研究具有指导作用,对宏观生物学与分子生物学的连接,纳入到系统复杂科学的领域至关重要。近日有学者撰文讨论自我感受的主观症状对医学的贡献和医师参照的意义;有学者从分子水平寻求直接调节整体功能的物质,而突破靶细胞的发病机制;有医生运用助阳化气、通利小便的方药同时改善胃肠症状,治疗幽门螺杆菌引起的胃炎;还有医生使用中成药治疗老年良性前列腺增生,运用非线性方法,优化观察指标,不把增生前列腺的直径作为唯一的"金"指标,用综合量表评价疗效而获得认许,这就是中医的思维,要坚定地走中国人自己的路。

　　人民卫生出版社为了落实国家中医药管理局设立的培育名医的研修项目,先从研修项目中精选20

种古典医籍予以出版，余下 50 余种陆续刊行，为我们学习提供了便利条件，只要我们"博学之，审问之，慎思之，明辨之，笃行之"，就会学有所得、学有所长、学有所进、学有所成。治经典之学要落脚临床，实实在在去"做"，切忌坐而论道，应端正学风，尊重参师，教学相长，使自己成为中医界骨干人才。名医不是自封的，需要同行认可，而社会认可更为重要。让我们互相勉励，为中国中医名医战略实施取得实效多做有益的工作。

王永炎

2005 年 7 月 5 日

导　读

在我国清代乾嘉时期,由于白喉、猩红热等传染病的流行,促进了喉科学的发展。当时有 30 余种喉科专著问世,其中郑梅涧所著《重楼玉钥》是影响较大的喉科医籍。阅读此书要了解咽喉的解剖位置、功能,严格掌握使用针刀的适应证、治疗步骤、喉科用药及制备特点。郑梅涧创制的"养阴清肺汤"适应证与白喉病的机制,是该书的突出成就。另外,了解咽喉科发展梗概,以明确各种咽喉专著的不同特色。

一、《重楼玉钥》与作者

该书是安徽名医郑梅涧家传喉科经验秘籍,约成书于清代嘉庆初年。由于早期流传渠道不够通畅,多数传本反映的是卷上的内容。本次使用的喜墨斋本二卷本,较为全面地论述咽喉病辨病与论治,并围绕着针灸治疗学在喉科中的具体应用予以论述。所以《重楼玉钥》既是喉科专著,又是针灸专著。为便于顺畅阅读,对于文中提及的人物郑梅涧、枢扶、既均、方成培四人作简单介绍。

1.《重楼玉钥》

又名《重楼玉钥喉科指南》《喉科指南》。"重楼"一词,见于《黄庭经》,是道家对人体咽喉的特称。玉钥,开启咽喉闭症的钥匙。考察《重楼玉钥》写作时间,应在嘉庆初年。全书分上下卷。上卷17个子目:咽喉说、喉科总论、诸风秘论、阴阳论、辨面色论、坏症须知、论证、附纂咽喉不治症、喉风三十六症名目、秘诀、喉风诸方、证治汤头、附治走马牙疳、附梅涧医语一则(论喉间发白症)、又论喉间发白治法及所忌诸药等;卷下39个子目:喉风针诀、针法主治歌、行针手法次第十二歌、喉风诸症针刺要穴、禁针穴歌、禁灸穴歌及十四经络73个要穴等。

该书卷上的内容由三部分组成:一是黄明生传授的古本"喉风三十六种秘书";二是郑梅涧的经验,如"梅涧医语";三是郑承瀚与同里医生方成培整理后附入的内容。卷下摘引历代医籍中有关针灸原理、基本操作方法以及十四经络咽喉病重要腧穴论治。如《针灸甲乙经》《备急千金要方》《千金翼方》《外台秘要》《明堂》《神应经》《针灸大成》《百症赋》《席弘赋》《灵光赋》《通玄赋》《玉龙赋》《马丹阳天星十二穴》《乾坤生意》《神应经》等,引用文献约计14

种,以体现"气针诚为诸药之先锋,乃喉风之妙诀"的宗旨,而用针者必须明了孔穴虚实补泻的原理。

《重楼玉钥续编》写作于嘉庆九年(1804),稍晚于正编,在《重楼玉钥》卷上"牙痈风"条"而治法各异,俱详注《续集》焉",对《重楼玉钥续编》有所呼应,以示二书的联系。惜《续编》嘉庆年间未曾刊刻流通,直到1915年才由裘吉生刊印出版。加之《续编》内容虽然详尽,但语言欠精炼,且与正编多有重复,不如正编文风古朴,引文议论精当,更近于郑梅涧原作,故《重楼玉钥》正编仍不失为郑梅涧的原创作品。

2. 郑宏纲(1727—1787),字纪元,号梅涧,又号雪萼山人,安徽歙县人。先祖郑赤山精医学。其父郑于丰,字绥年,号讱斋;叔父郑于蕃,号仰山。二人承家学,又从师于黄明生学习喉科,并得喉科秘籍善本,后裔以喉科名世。后人依郑于丰庐名"南园",称"南园喉科";郑于蕃居郑村之西,故称"西园喉科"。郑氏"南园喉科"以郑宏纲(梅涧)最著名,是《重楼玉钥》主创人。

3. 郑承瀚(1745—1810),字若溪,又字枢扶。郑梅涧的长子,性好医学与地理,历遍楚豫江浙会稽苏扬之地,获异人奇方,往往获效。行医20年,以喉科、儿科痘疹闻名于世。晚年与其弟承洛(既均)钻研医学,汇集先父医论医方,写成《重楼玉钥》,又编《重楼玉钥续编》补充前编之不足。《重楼玉钥》书中有18处"枢扶氏曰"属于注释医理性的文字。

4. 郑承洛,字既均,郑承瀚之三弟。参见郑承瀚条。

5. 方成培(1735—1808),字仰松,号岫云山人,安徽歙县人。与郑梅涧同里交好,精医学。《重楼玉钥》原叙落款"乾隆戊子仲秋上浣岫云山人方成培书于碧山之苍松翠竹山房"系方氏早年见到梅涧的《家传秘书》时所写的书录。嘉庆初年,梅涧已故,方成培同梅涧之子郑承瀚(枢扶氏),将郑氏家传喉科秘本共同整理,并附有自己的医方,写成《重楼玉钥》(称"正编")。不久,再订补为《重楼玉钥续编》。书中"秘授甘露饮"注明"此环山方子岫云秘传之仙方"。又善工曲,著有《双泉记传奇》行世。

二、学术思想与临床指导意义

郑梅涧父子吸收了前人治疗咽喉病的有效经验,如大量的外治法、针刺出血、火刺、毫针刺、吹药、噙含药等,又能以内服药物调理脏腑,体现了他们既有全面的医学基础,又能够娴熟运用咽喉病特殊手术的治疗,形成自己的独特风格。

1. 咽喉病"识症真,先治后调理"论治原则

(1) 识症真。首先要知道喉病形成的机制与人体脏腑气血的关系,而喉病临床表现各异,需要有对病种的鉴别诊断能力,判断正确就是识症真。因此,咽喉病的鉴别诊断十分重要。卷上"喉科总论"从生理上说明咽喉与肺胃的关系,认为"脏腑充实,肺胃和平,则体安身泰";指出"大抵风之为患,好攻上而致疾者,三十六症,内关咽喉为第一"之咽喉病易发的道理;起病的内在机制在于"风邪热毒,蕴积于内,传在经络,结于三焦,气凝血滞,不得舒畅,故令咽喉诸症种种而发"。这些认识贯穿于三十六症的论治始终。

(2) 先治后调理。咽喉关系人之呼吸、饮食,最为紧急,急则治其标,缓则治其本,或标本兼治。在"喉风三十六症"中,皆为先用外治的吹药、角药噙含取痰,针刺开通经络,后用内服紫地汤调理脏腑。如:叉喉风,"先用冰硼散开窍,次用风路针,三用摩风膏少许和角药调噙,取喉内痰涎,并用角药敷颈外浮肿处,服紫正散加开关散";双燕口风,"先以角药取痰,次开风路针,吹回生丹,服紫地汤"。这种论治原则贯穿于三十六症的始终。

2.三十六症一方通治的思想

该书提出"三十六症妙以一方统治之"。此种执简驭繁的通治法,体现了郑氏擅长谨守病机、异病同治的思想。在喉风三十六症分述证治中,内服药惟用紫正散、地黄散合服(又称"紫地汤"),并视为神验的"秘诀"之处。从"咽喉总论"的议论可以得知,喉风是由于风邪热毒蕴积于内,气凝血滞所致,故紫地汤的神验功效,在于内治其本,能理气散血逐风痰,然后辅助外用吹、噙等随症治之,自获疗效。关于通治法,近年来国内有一些学者十分重视中医临证通治方的研究,对规范中医常见疾病的方剂界定有一定的价值,对中医临证方剂国际交流有积极的意义。

3.针灸对喉科临证治疗学的意义

《重楼玉钥》体现了针灸学在喉科治疗中的特色。

(1) 在针具使用上十分讲究,有气针、铍针(又称"针刀""破皮针")、"竹针"(用于去脓血、针挑、针刺)、火刺(药捻火刺去脓血),不同适应证选用不同功用的针具,为今天针灸器械的开发应用提供了空间。

(2) 凡是咽喉部位的喉风针刺法,命名"开风路针",以突出用针的机制。如卷上"斗底风"注云:所谓开风路针者,盖喉风都是风邪,按穴针刺,开其风壅之路,使之外出也。体现"针法开导经络,使气血通利,风痰自解,热邪外出"直中病机的快捷,证明"气针诚为诸药之先锋"的道理。适应证包括:斗底风、叉喉风、咽疮风、鱼鳞风、帝中风、双燕口风等。常用腧穴:少商、少冲、合谷、商阳、百会、前顶、风府、风池等。在《各家针灸学说》中,将郑氏"开风路针"作为学说来研究,确有远见。目前针灸临床主治适应证已十分广泛,但单纯用于咽喉病专科研究稍嫌不及,可借鉴此书予以发掘利用。

4.方剂学贡献

《重楼玉钥》对喉科专方研制,以及喉科用药特点、给药途径的记述十分丰富。

(1)创制白喉主方"养阴清肺汤"。清代乾隆、嘉庆时期白喉的肆虐,郑氏父子认真总结了几十年的治疗经验,分析该病成因"属疫气为患……凡本质不足者,或遇燥气流行,或多食辛热之物,感触而发",病因是"燥气流行",病理是"发于肺肾"二脏,研制主治方剂是养阴清肺汤(大生地、麦冬、生甘草、元参、贝母、丹皮、薄荷、炒白芍)。该方兼辛凉而散,达到清热、解毒、润燥的目的。郑氏提出"凡咽喉诸症,切不可发表,虚证不宜破血"的告诫。这种观点影响很大,乃至后世出现《白喉治法忌表抉微》等专著。

（2）喉科用药制备要求特殊。勿见火，宜生用；吹药务研极细，临用和合；水剂宜蒸，不宜煎。从中医喉风热证的角度用生药，取辛凉之气；吹药细粉易于黏膜吸收；水剂蒸用，不直接见火，也十分符合现代西药对五官制剂的制备要求：无菌与药粉分散均匀，液体澄明度好。在现代西药五官科制剂中，滴剂外用药的制备也采用水浴加热控制温度，或用冷降法只取上清液的方式。因五官黏膜较为敏感，对制剂要求相对较高。

三、如何学好与应用此书

了解喉科发展梗概，明确清代喉科危重疑难症的论治水平，熟悉重要喉科专著的各自特点。从现代五官咽喉病的科学性上入手，正确使用《重楼玉钥》的治疗手段，严格掌握禁忌证。

1. 咽喉科发展史上，明代流行"十八种喉风"病名之说，清代乾隆时盛行张宗良"七十二症"、郑氏"喉风三十六症"说，清晚期又有"八十二症"说，但以郑氏对喉风的鉴别诊断最清楚。喉科论治，自《针灸甲乙经》有 25 个腧穴的针灸治疗；金元时期的张子和《儒门事亲》有"以铍针刺出血"病案记载，并指出"大抵治喉痹，用针出血最为上策"的论断；明代方书《普济方》对咽喉生痈"善用针者辨其可刺,宜速破之,仍施以点饵之剂",还使用"巴豆油纸作捻,火着烟起,令仆张口刺其喉间";陈实功《外科正宗》提出"凡喉闭不刺血,喉风不倒痰,喉痈不放脓,喉痹、乳蛾不针烙,此皆非法"。外科手段的介入,提高了疗效。咽喉药的制备与应用以张宗良《喉科指掌》较为完备。总之,郑氏《重楼玉钥》是一部论述简炼、论治全面的咽喉病专著。

2. 针刀禁忌证:双缠风、坐舌莲花风、重腭风、单燕口风、单蛾风、双蛾风、双松子风、鱼鳞风。禁用或慎用的理由,一是与部位有关,上腭与咽后壁处血管、神经、淋巴丰富,海绵窦道多;二是病情判断不确,不可冒然施术。咽喉针刀手术要求高,易引起大出血或败血症发生。

3. 本书"喉风三十六症",包括咽喉病症、口齿症、面部其他症,其中落架风,即下颌关节脱位,属外科;边头风,部分为内科的偏头痛。故当辨清咽喉、颈项肿痛的原发病灶,予以施治。

4. 阅读《重楼玉钥续编》,可以加深对本书的认识。

郭君双

整理说明

《重楼玉钥》又名《重楼玉钥喉科指南》《喉科指南》，是一本反映我国清代中叶中医喉科医家郑梅涧、郑枢扶父子的咽喉病论治经验的专著。特别是乾隆年间郑梅涧治疗白喉病创制的"养阴清肺汤"，在当时挽救了众多人的性命，使之成为临床医生渴求之书。惜郑家"居奇守秘"秘而不传的职业弊端，限制了《重楼玉钥》的流通，致使流传中出现盗版（见《续编》郑枢扶序"被仆人私窃其半，贪利而售之于外"）或增补本、删节本、正本与续编的出现。直到道光十八年（1838）津门冯相棻以《重楼玉钥》的再录稿本，寄给吴门孙学诗校刻印行。此后，咸丰、光绪年间的陆续刻印、《申报》活字铅印本的出现，为《重楼玉钥》的广泛流传起到了积极推动作用。

现搜集到《重楼玉钥》版本如下。

1. 清道光十九年苏城喜墨斋刻本（2卷）。包括人民卫生出版社影印本。

2. 清咸丰五年天津同文仁南纸书局刻本（2卷）。

3. 清光绪五年浙江有容斋刻本（1卷）。

4.清光绪七年济宁骆孝先刻本(2卷)。

5.清光绪二十六年杭城俞钟礼本,附:《白喉治法忌表抉微》(1卷)。

他书与《重楼玉钥》内容相关的版本如下。

1.汪燕亭编著的《聊复集》卷5《玉钥集》(又作《咽喉口齿玉钥全函》)清嘉庆十五年(1810)刊本,不分卷(简称"聊本")。

2.杨浣亭校刊、曹施周参定《醒医六书》(又名《遵生集要》)中《咽喉总论》,清嘉庆四年(1799)历城杨浣亭刻本,不分卷(简称"集要本")。此本是反映郑梅涧《重楼玉钥》早期状态的重要版本。

3.《重楼玉钥续编》民国十四年(1925)裘吉生校刻本。据序跋所示,该编为补充正编的不足所作,写于嘉庆七年(1802),未刊行,系稿本。民国14年,由章宏均录存,裘吉生刊行。

综合上述版本,《重楼玉钥》版本有3个系统。1卷本(或不分卷),个别章节有删改、移位的状况。包括有容斋本、杭城俞钟礼本、《聊复集》卷5《玉钥集》等。2卷本,论病与治疗叙述完整。包括苏城喜墨斋刻本、天津同文仁南纸书局刻本、济宁骆孝先刻本、《遵生集要》中《咽喉总论》本。续编本,分析论述详尽且有喉科药论,但与正编多有重复,语言尚欠精炼。包括原稿本、《重楼玉钥续编》章宏均录存本、《重楼玉钥续编》民国十四年裘吉生校刻本。

本次整理,选用内容完整的喜墨斋刻本为底本,对校本有天津同文仁南纸书局刻本、济宁骆孝先刻本、有容斋本、《聊》本、《集要》本等。他校本有《针灸甲乙经》《备急千金要方》《千金翼方》《神应经》《针灸大成》《针灸聚英》等。底本问题处理如下。

1. 底本原叙脱漏作者,今据《聊》本(点校本)补入"乾隆戊子仲秋上浣岫云山人方成培书于碧山之苍松翠竹山房"。

2. 篇题目录与正文篇题保持一致。如卷下"十二支人神所在""十二时人神所在",据正文篇题补入"禁忌针灸"4字。

3. 底本保留了清代"玄烨"圣讳,"玄机"作"元机",今改回。

4. 腧穴有误者,据相关针灸文献改。如:承光穴,原作"承先",据《针灸甲乙经》改;地仓,一名会维,原作"会维",据《针灸甲乙经》改;天湿穴,原作"天湜"穴,据《铜人》《针灸大成》改。

5. 卷下"论补要诀"小字注《大成》,实《神应经》引文,今据改。

6. 卷末引六朝医家张文仲,误作"张仲文",据

《外台秘要》改。

7. 用规范的简体字,明显误字径改。如:磁瓶→瓷瓶;嚥→咽;匡→框等;蓬→硼;断→龈;傅→传;口歪→口㖞;跌→趺;窌→髎等。

由于时间仓促及自己水平有限,若有错误与不足之处,望广大读者批评指正。

原　叙

古人有言:"左手据天下之图,右手刿其喉。"愚夫不为,何则天下虽大,未若吾身之可贵也。故天下有心性之书,人心之所以死生存亡者也;有医药之书,人身之所以死生存亡者也。故六经四子而下,莫贵于医药之书。夫神农致辨于上药、中药、下药,《周礼》垂训于五气、五色、五声。自古圣贤明哲之士,未有不留心于此者。今之所谓喉科,特大方中一事耳。然其生死决于数日,安危判于顷刻,关系最大。而世之业是科者,率学无根底,不得真传,株守寒凉,胶于偏见,有识者不许也。吾乡郑梅涧先生,性好岐黄家言,其先世得喉科秘授,故于此尤精,远近无不知之,救危起死,不可胜数。余常见有垂毙者,先生刺其颈,出血如墨,豁然大愈。其妙如此,而未尝受人丝粟之报,惟以利人为急。殆亦范文正、陆忠宣之意欤? 先生秘惜此书,又恐人乘危邀利,故未尝授人。余幸得阅一二,故喜而叙之。夫天下重器尊生者,不以身易,而是书之泽,利济无穷,则其贵重宜何如也。

乾隆戊子仲秋上浣岫云山人方成培

书于碧山之苍松翠竹山房　39

题　识

　　嘉庆乙亥春,余家居无事,日取医书玩味,适友人过访,出《重楼玉钥》示曰:此无刻本,子录一帙存阅。因受而读之,恍然有悟,后凡遇喉症,惜未解针灸,仅按方投药,无不神验。乡党知有此书时,借抄写而流传未广,其中鲁鱼亥豕,指不胜屈,惟以意更订一二,余则阙如也。原序不系姓氏,谓作者为郑梅涧先生。亦不知何许人,然辨证施治,各具神妙,非怀济世之婆心者,孰能与于斯? 今年夏,吾津时疫流行,患喉症者极多,而治不得法,往往受害。余闭户养疴,未能遍告邻里,私衷歉然。因与弟辈谋,将此书再录稿本,寄至吴门,托孙君朴斋校订,付之剞劂。则此后人人得所指南,患者即不延医,而对证检方,谅亦不致夭枉,余心庶稍慰矣。

　　　　道光十八年岁次戊戌仲秋上浣津门冯相棻识

序

　　人之一身百症皆可致危，独咽喉之症尤危之危者，不炊黍间毙可立俟。虽居近良医之门，旋发旋治，犹若恨晚，而林荒山僻之境，更可知已。余甚悯焉，余不知医，而遇古方之百试百效，为人人所传播者，手抄成帙；或刊附善书；或镂刷片纸以赠人。咽喉科一门流传者，当不下数十种，独《喉科经验秘传》为程君瘦樵定本，业是科者大半宗之，佥谓外此罕有其匹者。一日黄君竹亭自津门寓书于余，谓冯君石农丹崖昆季秘藏《重楼玉钥》一书，为喉科指南，亟欲付梓，以公诸世，而近处鲜良工，君客吴门久，当易物色，且君亦乐为之，常若不及，窃欲以此事浼君可乎？余闻之距跃三百，亟思睹是书，冀是书之速成，而广行于世也，促其寄余。不两月而书至，其间或针或药诸法赅备，足以补《经验秘传》所不及，洵喉科中之见所未见者。爰为之选工开雕，慎校仇，以期无负良友之委任，而副良友济世之婆心也。竹亭向与余同客燕台，嗣而客吴门客由拳里，皆同几砚，无间臭味，盖恂恂然笃行君子也。丹崖与余亦曾晤于京邸，乐善不倦，见义必为，常

43

隐跃于眉宇间，其兄石农则余所愿见未能者，然闻其作令山右也。有能吏声，有生佛颂，余固久信之，且即于与丹崖之同梓是书，而益信之也。书成索序于余，余不知医，又何敢论医之书？然其书则固百试百效，而当为人人所传播者也。余窃愿馨竹而印是书，使人人挟是书以防患于未然，微特林荒山僻之境，不能入市问药者，不啻家有一医，即居近医者之门，而既有此百试百效之书，亦较愈于踵其门，而求试其万有一效之技矣。是即石农诸君梓是书之意也夫。

　　道光十有九年岁次己亥花朝后一日桐乡孙学诗
　　　　　　　　谨序于吴门石泉古舍

目录

重楼玉钥
卷上

咽喉说

呼者因阳出，吸者随阴入。呼吸之间，肺经主之。喉咙以下言六脏，为手足之阴；咽门以下言六腑，为手足之阳。盖诸脏属阴，为里；诸腑属阳，为表。以脏者藏也，藏诸神流通也。腑者府库，主出纳水谷糟粕转输之谓也。自喉咙以下六脏，喉应天气乃肺之系也。以肺属金，乾为天，乾金也。故天气之道，其中空长，可以通气息。但喉咙与咽并行，其实两异，而人多惑之。盖喉咙为息道，咽中下水谷。其喉下接肺之气，一云喉中三窍者，非。果喉中具三窍，则水谷与气各从一窍而俱下，肺中、肺下无窍，何由传送水谷入于下焦？黄帝书云：肺为诸脏之华盖，藏真高之气于肺经也。故清阳出上窍，浊阴出下窍。若世人不知保元，风、寒、暑、湿、燥、火之六气，喜、怒、忧、思、悲、恐、惊之七情，役冒非理，百病生焉。病疡既成，须寻所自，若喉痹、乳蛾、缠喉风、喉闭、喉疮、风毒、热毒等症，当刺者则刺，不可乱医；宜吐者则吐，不可妄治；须识其标本,辨其虚实而攻导之,不失其法,临症变通,功效立见,其患自安。至于虚损、劳瘦、咳伤、咽痛者,此乃真阴亏竭,金水不能相生,而龙雷之火奔腾,上灼火炎,则金伤,金伤高源无以蒸吻布沤,而咳血、声哑、咽痛干紧之症作矣。吁如症至此,不惟非法可治,且百无一生,可胜言哉。

喉科总论

夫咽喉者,生于肺胃之上。咽者咽也,主通利水谷,为胃之系,乃胃气之通道也,长一尺六寸,重六两。喉者空虚,主气息出入呼吸,为肺之系,乃肺气之通道也,凡九节,长一尺六寸,重十二两。故咽喉虽并行,其实异用也。然人之一身,惟此最为关要,一气之流行,通于六脏六腑呼吸之经。若脏腑充实,肺胃和平,则体安身泰。一有风邪热毒,蕴积于内,传在经络,结于三焦,气凝血滞,不得舒畅,故令咽喉诸症种种而发。苟非见症随治,则风痰愈盛,热毒日深,渐至喉关紧闭,水泄不通,几何而不殒命耶?大抵风之为患,好攻上而致疾者,三十六症,内关咽喉为第一。

诸风秘论

有人云：喉风无非热症，便乱投凉剂，或误用刀针，夭枉人命者众矣。若识症真，先治而后调理，百发百中。有可吐者、有可下者、有可发散者、有可洗可漱者，苟若识症未真，切勿孟浪。如双鹅、单鹅、重舌、木舌、重腭、双缠喉、单缠喉、爆骨搜牙诸症，乃是恶症，善候则易治。双松子、单松子、双燕口、单燕口、鱼鳞、斗底、帝中、落架、鱼口、穿颔诸症，此是善候，恶疾则难治。合架、角架、粟房、瘰疬、掩颈、双搭颊、单搭颊、双单燕口、内外搜牙、乘枕、驴嘴、悬瘭、鱼腮、咽疮、牙痛、叉喉、边头痛、夺食、肥株子诸风，此是善症善候，但要症候认真，随轻重治之，不可误投凉药。若用针刀，俱要逐一对症，先用药降定，然后下药调理。如此等症，务须依方进药。未可速于求安，则轻者一七，重者二七，自能取效。即信心诸药，仍须仔细详察，不可轻忽。大凡用药，自内攻出为上策、取痰攻上为中策、沉为下策。热重者，令去内热，用药取病归上；拦定风热，使其攻上不下，诚为善治者。不如是，则病入胃鬲，因传于心肺中，辄变他症，是医之罪也。切宜留心详审慎，毋轻率焉。

咽在后主食,喉在前主气。十二经中,惟足太阳主表,别下项,余经皆内循咽喉,尽得以病之,而统在君相二火。喉主天气,属肺金,其变动为燥,燥则塞而闭;咽主地气,属脾土,其变动为湿,湿则肿而胀,皆火郁上焦,致痰涎气血结聚于咽喉。肿达于外,麻痒且痛而紧,是为缠喉风,红肿于两旁兼闭塞,是为喉痹。

阴阳论

经云:痈从六腑生,疽从五脏出,皆阴阳相滞而成。气为阳,血为阴,血行脉中,气行脉外,相并周流。寒湿抟之则凝滞而行迟,为不及;火热抟之则沸腾而行速,为太过。气郁邪入血中,为阳滞于阴;血郁邪入气中,为阴滞于阳,致生诸症恶毒,然百病皆由此也。

凡头痛不止者,属外感,宜发散;乍痛乍止者,属内伤,当补虚。又有偏头痛者非边头风,当审之,左属风与血虚,右属痰热与气虚。

辨面色论

色青者,病属肝,合散血;色黄者,病属脾滞,宜消食;色赤者,病属心,合散血清火;色白者,病属肺,宜顺气;色黑者,病属肾虚,当滋补。以上所论五色,乃就诸风病症愈后而言,以识调理本经也。

坏症须知

喉内生风莫待迟,胸中气急主倾危,更加心胁如刀刺,妻子亲朋定别离,大小便中添秘结,病人魂魄去如飞。此是医家真妙诀,预将生死报君知。

病人眼直口开时,气出无收手散垂。若见此形宜速退,休贪名利自狐疑。

翻唇鱼口误针时,不日黄泉实可悲。此症亦名为恶症,卢医遇着也难医。

论 证

凡属喉风之症,预先必作寒发热,甚则大便秘结,小便涩赤,头痛烦渴,时医不识,妄以羌活药味投之,不知羌活乃散寒邪、达肌发表之品,非喉科所宜用。故是书所定紫正、地黄散,专治一切诸风,无不神效,诚妙秘也。

附纂咽喉不治症

凡虚阳上攻者,四肢厥冷,上下不升降,水火不既济,腰冷不知痛痒,口中痰多唇黑者,不治。

凡手足冷者,声音不响,喉中肿烂干痛无痰涎者,不治。

凡妇人产前,咽喉肿痛,及心头疼而脉浮者,不治。

面赤而目睛上视者,不治。

面色青白,眼目无神,咽痛音哑,唇白鼻扇者,不治。

面黑,头自汗而鼻塞者,不治。

心胸紧满,吐痰不出者,勿治。

气喘促,四肢厥冷,勿治。

心中怔忡,胸前红甚,舌卷,面赤浮肿,目斜视者,不治。

潮热往来,时发谵语,不治。

胸满胀急,不治。

以上皆属咽喉中险症。凡患喉风,遇有现此等症者,宜详察早回,以免后咎,医者慎诸。

喉风三十六症名目

斗底风 叉喉风 咽疮风 鱼鳞风 双松子风 单松子风 帝中风 双鹅风 单鹅风 双燕口风 单燕口风 重腭风 木舌风 重舌风 坐舌莲花风 合架风 角架风 爆骨搜牙风 牙痛风 悬痈风 夺食风 鱼口风 驴嘴风 鱼腮风 双搭颊风 单搭颊风 落架风 粟房风 瘰疬风 穿颔风 肥株子风 掩颈风 双缠风 单缠风 边头风 乘枕风 耳防风

斗底风

欲识人间斗底风,十分红肿在心胸,更加痰壅咽喉内,针药无功命必终。

此症初起吞咽不下,但胸前红肿渐至结喉,一时难安。初起能咽水者,可治,先用角药加摩风膏少许,冷井水调嚼,取痰;次开风路针所谓开风路针者,盖喉风都是风邪,按穴针刺,开其风壅之路,使之外出也;三吹冰硼散;四用紫地汤。如病势紧急,汤水不能下,遍身作痛,气喘眠卧不得,循屋下行,胸前赤肿,凡吐痰涎后仍不退者,百无一治。每初起胸前便现青筋,须用破皮针即铍针也,针青筋边,立效。

枢扶氏曰:是症宜用雄黄解毒丸服之,吹赤麟散。

叉喉风

叉喉之症最为殃,迟了三时命不长,病者能依方法治,管教依旧进茶汤。

男子妇人喉内生此疾者,极为急症。先咽喉作紧,风痰上涌,多有绵涎,内紧外浮肿,不能饮食,渐至咽喉紧闭,如叉叉住,甚则头面浮大。其患最速,宜急治之,若一二日不知者,多致殒命。先用冰硼散开窍,次用风路针,三用摩风膏少许和角药调噙,取喉内痰涎,并用角药敷颈外浮肿处,服紫正散加开关散。如病势已极,不能开关者,不治。

按:此症既速,凡初起当用赤鳞散吹之,其效更捷。

咽疮风

咽喉此症不为良,黄烂成疮作祸殃,依法频施无效处,必然长梦入黄粱。

初起生咽喉间,或红黄色如粟形者;日久满喉成疮,及满口生者,渐变紫黑不能吞咽。先用角药,次开风路针,服紫地散,以冰硼散吹之,即效。惟风热实证可治。若内伤咳嗽吐血后而发此症者，切不可用此等药，致枉人命也。

枢扶氏曰：按咽疮一症，虽曰真阴亏竭，相火熏灼上升咽喉，发为咽疮，最为虚损恶症，然其间虚实阴阳，亦当分别治之。凡属实证，由于风热者，必须发热恶寒，疮色红黄，右脉浮数有力，因病人平昔过食煎炙，蕴积于胸膈，今又新受风邪，感触而发，治宜以喉科诸药投之，自然获效。若虚证，形色白而干燥不润，内热口渴，饮食微少疼，惟咽津液其痛更甚，此由真阴已亏，虚损所致。然内伤有二种，一属气亏为阳虚；一属血亏为阴虚。阳虚者，两寸浮数，遇劳益甚，而行动则气喘，此脾肺气虚，穷及肾水，须培补中土，庶无差误。今时医不识，以清凉利痰之剂治之，遂致喉间变生咽疮，顿成不治之症；若阴虚者，两尺洪数，重按无力现于外者，内热咳嗽吐痰衄血，或饮食日减，此肝肾阴虚，不能蓄养龙雷真火，盖阴虚则火旺，火旺则水竭，水竭则肾元枯涸，肾元枯涸则相火奔腾而浮上，斯喉痹咽疮，痰结烦躁声哑之症作矣，俗曰"火烧灶门"是也。其时若以六味补水，真水不能骤生；以生脉保肺，而久炎之肺又非参麦能疗；以八味降火，而咽喉之地难受桂附之性；以滋肾丸互治水火，而水火不能既济，惟急用甘露饮治之，使水火各安其位，得以浚其源而安其流,能导龙归海,使五行自有相生之象。然后再按脉察色,分别治之,或八味六味、或归脾养荣诸方佐之,自然获奏神效,称为灵丹。然患者亦当早治,勿待病入膏肓,虽有神丹,亦无济也。

鱼鳞风

喉间忽尔患鱼鳞,多少医家不识真,此症若求痊愈易,只须针药贵于频。

此症生在帝中之下,与松子风相似,但微肿处起白点,日久白点变成鳞,其鳞向下者是。用冰硼散、赤麟散、开风路针、服紫地汤,以角药加摩风膏调噙,不可用刀。此症极险难治,治与双松子同。初起未成鳞易治,若已成鳞,则饮食到喉俱作呕恶,乃属不治,或内伤咳嗽而发斯症者,万无一治。如大便秘结不通,汤中须加犀角、木通、元明粉,以角药、冰硼散、赤麟散,相间吹噙勿断,用鹅毛多挑角药入帝中旁,含少顷,再绞取痰涎吐出,自然获效。

双松子风

松子风生喉厌中,逐时胀大起鳞红,莫言此症多遭险，随即疗施亦见功。

此症生靠帝中下边，初起两边红紫如粟形大，逐时胀肿，起鳞向上者是。渐长如绿豆大，似松子一样，甚至黄皮裹住，及有莲子大者，斯难治矣。先开风路针，服紫地汤，加银锁匙、开关散，用角药加摩风膏调噙，吹冰硼散，治与鱼鳞风同。二三日若转红为黄，就怕起鳞，须以角药频噙勿离，依法治之，亦不可用刀。此症与鱼鳞风皆属险症，勿得轻视也。

单松子风

单名松子一边生，左属心兮右肺金，针药交施依法治，自然奇效立消平。

此症生在帝中下，一边肿者是。或生左，或生右。亦不可用刀，治法与双松子同。惟生左者，汤中倍加丹皮、赤芍；右者，倍用桔梗、连翘。

帝中风

时人忽患帝中风，角药频噙自见功，若遇庸工无识辈，针刀误用命随终。

初起红肿作痛生痰，不能饮食，日久渐长大出来，甚有长出寸许，拦腰烂去半截。或帝中全行烂去者，虽一时难治，仍为无害，只依法治之，亦见奇效。若初起,先以角药取痰,开风路针,吹冰硼散,服紫地汤,不可用刀;如日久,帝中黑烂者,回生丹不宜用,当以真功丹去牙硝吹之,或口疳散、圣功丹皆可互用。至于水剂,又当以紫地加减出入投治,不可执拘呆方也。

双鹅风

乳鹅红肿在喉间,病者求痊亦不难,角药频施兼服剂,自然取效莫愁烦。

凡咽间红肿似疔毒两枚,而生在两边者,是为双鹅,切勿误用刀。先以摩风膏少许入角药,井水调噙,又以鹅翎挑入喉间疔毒上,令病人闭目噙良久,俟满口痰来吐出。再吹赤麟散,服紫地汤,自然立效。如日久疔毒未平,仍似莲子样,须用消芦散,加巴豆七个去壳熏患处,如熏破后只可用吕雪丹。

枢扶氏曰:喉间诸症惟患双单鹅甚多,症候虽轻易治,却难速于平消,迩来庸医不识,欲求速效每妄用针刀,反致枉人命者,亦复不少,今附参而订之,俾后世治者,庶不致有误苍生耳。盖此症由肺经积热,受风邪凝结感时而发,致生咽喉之旁,状如蚕蛾,亦有形若枣粟者,红肿疼痛,不能吞咽。然形有双有单,双者轻,单者重。凡初起,先用三棱针刺少商、少冲,留三呼吸入一分,吹赤麟散,以角药调噙,仍服前药,缓缓取效。凡针法以男左女右,若要速效,以捷妙丹吹入鼻中即消,然初起神效,若日久者,不外消芦散。

单鹅风

左畔虚阳热上攻,乳蛾单重喉旁风,关前易治疗须急,关后生兮施不同。

此症生在帝中之旁如莲子样,左属心,右属肺,治法与双蛾同,亦不可用刀。

枢扶氏曰:此症有部位之分,有虚实风热气郁之别。凡生于帝中两边者是。双单蛾属关前实证,为易治。若起于咽喉内者,名喉瘤,属关后气郁虚证,却难治。时医不识,概以鹅症治之,安能获效。然喉瘤,由肝肺二经郁热,更兼多语损气性躁而成,形如圆眼,红丝相裹,或双或单,生于喉内之旁,亦有顶大蒂小者,初起喉间微痛,不恶寒发热,日久形色带白而微硬,不犯不痛,或因醇酒炙煿,或因怒气喊叫,犯之则痛。切忌用针刀,吹以消瘤碧玉散,宜服加味逍遥散、益气清金汤,或用夏枯草同郁金煎汤代茶服之,日久自然消退。若体虚,因忧郁不舒而发是疾者,宜用归脾汤加柴胡、丹皮、山栀,至于出入加减之法,又当神而明之可也。

双燕口风

燕口生在帝中旁,欲尝饮食不能飧,针刀善施无差误,功效旋收亦不难。

此症生在帝中两边,靠于上腭,左右俱有,皆红肿,不能吞咽,甚至肿出舌上来,连舌亦痛。用刀之法,宜靠肿处将刀轻轻刺破,切不可深。若上腭中间及燕口形上,切勿将刀误用,先以角药取痰,次开风路针,吹回生丹,服紫地汤。

枢扶氏曰:此症初起,只须吹赤麟散,胜用角药、针刀多多矣,内仍服紫地汤加开关散。火甚,量加石膏,此余屡经收效者也。

单燕口风

单名燕口一边生,治法同前不用更,慎使针刀毋误及,赤麟吹上立奇功。

是症,或生左,或生右,亦有肿上舌来不能饮食者,甚则将帝中挤往一边了,治法与双燕口同。

重腭风

口内生来上腭浮,心脾有热积成愁,倘然七窍流脓血,纵遇卢医未必瘳。

此症生在上腭靠帝中之上位,红肿不能吞咽。症虽重却可治。以角药调噙，内消为贵，如不得消，直肿到牙床边者，可用破皮刀轻切出血。若上腭中间乃七孔相连之处，万勿误用刀，宜吹冰硼散，服紫地汤，开风路针。如口耳鼻中有一处出脓血者，即是病延日久，热毒蕴蓄，以致腐穿七窍，此成不治之症。

枢扶氏曰：重腭者，皆由心脾二经积热而成，倘病日久，前药治之不效，宜用紫雪散治之，服黄连解毒汤，即效。

木舌风

口中舌表肿兼红，热积心脾发是风，丹散频投依法治，管教立刻见奇功。

初起舌头红肿不能转动，渐至饮食不能迎送，言语不便。可用破皮刀于舌下弦两边无筋处，刺之筋上不可刺，刺伤立死。先用角药加摩风膏少许，吹冰硼散，服紫地汤，自效。

重舌风

重舌风兮亦不祥，或生左右或中央，专家有诀通元妙，善使针刀割不妨。

凡舌下又生一舌，渐比正舌尤长，以致正舌不能转动，用角药取痰，吹冰硼散，服紫地汤，可用破皮刀，须按舌旁边下弦先破一边,如不效,再破一边。

枢扶氏曰:此症无论大人小儿,皆由心脾蕴热循经上冲舌本,遂令舌下血脉胀起如小舌状,故名重舌。用刀之法,先将角药加摩风膏噙久吐出,再将肿患刺破,即吹回生丹,或紫雪散,并获效。

坐舌莲花风

舌坐莲花六七尖,心家风火搏相炎,莫将斯症寻常看,日久缠绵最可嫌。

舌下浮肿多痰涎,初生一二瓣,渐至五六瓣,形似莲花。凡两边尖瓣者,可用刀;若中间一瓣尖者,切不可用刀。盖人舌下中间俱有一筋,直连上下,乃心之苗,所以切不可用刀者,恐误伤筋,则枉人命匪浅也。先用角药调敷舌下取痰涎,再将冰硼散挑上,服紫地散重加连翘。症甚者,外用气针,自然取效。

枢扶氏曰:莲花证乃蕴热乘风而发于心,舌本属心,又为心之苗,心火上炎,或思虑太过,或酒后当风受寒,以致风痰相搏,而成是症也。

合架风

合架风生齿尽头,牙关紧闭病难休,若还不识针刀法,患者如何得便瘳。

此症生在上下牙床两根头勾合之处，起一红核肿痛，牙关紧闭，不能开口。先用角药调噙，次用破皮刀切红肿处，吹冰硼散、赤麟散。可用消芦散熏之。

角架风

风名角架不为嘉，肿痛须知药可加，昧却个中真妙诀，任他肘后秘方夸。

是症生上下牙床尽处，根上浮肿，以闭口不便，两齿难合，咀嚼艰难，初起生在一边，或延生两边者。治法同合架风，可用破皮刀切肿处，即效。

爆骨搜牙风

爆骨搜牙疾势骄，声声痛楚费推敲，金针已度依方法，功效随收心莫焦。

牙框之上，逐齿红肿，骨中极痛不可忍者，名为爆骨搜牙。若通牙床上红肿，或在外牙床肿者，或在内牙床红肿，口内作烧生痰，名搜牙风。若有面红肿者，恐成粟房风症，部位虽分内外，法宜同治。先用角药调噙，吹冰硼散，服紫地汤，次以针挑牙缝中有红紫血管者，即要挑断出血。若爆骨搜牙，每齿肿处俱要用破皮针，针出血即效，如症在牙床内者，必须肿起牙上，方可用刀。

牙痈风

牙框生疔是牙痈，上下生兮总共同，但用破皮针出血，更加角药有奇功。

凡牙框生疔毒，或满框红肿，或一处红肿，先用冰硼散以角药调噙，服紫地汤。凡牙痈、搜牙两症，以牙床高低界为辨，在牙床上高处为搜牙，在牙床下低处为牙痈。此症亦有内外生者，皆可用破皮针，针去脓血自效。

枢扶氏曰：此症由阳明胃热毒所致。初起身发寒热，腮颊浮肿红痛者，当以前法治之。若初起往往有误认牙疼等症，过服寒凉清火之剂，以致坚肿色淡，自破流黄水，日久烂至牙根，及延烂咽喉，名曰骨槽风，又名附骨，一名穿珠。法当用二陈汤加阳和丸煎服，或阳和汤消之。倘遇溃者，以阳和汤、犀黄丸，每日早晚轮服。倘有多骨，以推车散吹入，隔一夜其骨不痛，自行刺出，须俟骨尖退出，摇则内动，方可渐次取下，再吹。次日无骨退出，即以生肌散吹入，内服保元汤加肉桂、归、芎、芪、草宜生，自然获效收功，而愈矣。

凡骨槽风者。初起牙骨及腮内疼痛，不肿不红，惟肿连脸骨者，是骨槽风也。然齿症不一，有齿𧏾者，是虫蚀齿至龈，由胃经瘀湿风火凝聚而成，齿根胀痛，腐烂时出脓血臭汁也；有齿龋者，亦以阳明入风热之

邪,搏齿龈气血,腐烂为脓血臭汁,谓之齿_{音拒},亦
云风;有齿历蠹者,由骨髓气不能荣盛,故令齿黑
黯,谓之历齿。皆由阳明之所致,而治法各异,俱详注
《续集》焉。

悬痎风

牙床浮肿号悬痎,外症能疗内症危,烂及咽间妨
饮食,蓬莱妙药亦难施。

凡牙框下浮肿为外悬痎,起生牙根内为里悬痎。
红肿如蜒蝣样,渐次而长。先用角药调噙,吹冰硼散,
服紫地汤。初起可用破皮针,日久不宜针_{刺红肿处出}
_{血效},若白烂者不可用针。凡外悬痎属善症,易治。生于
内属恶症,却难治,稍医差迟,即能伤人。若白烂延至
咽喉,及落尽面颊肉者,不治。

夺食风_{即呛食风}

呛食还将夺食名,舌根喉腭陡然成,休惊是疾无
方法,善使针刀疱立平。

此症或因饮食火物,触动肺胃积热,致陡起斯症。
或在喉头上腭,及舌根左右生一血疱;或数小疱,即变
大胀满,不能吞咽,气息不能出入。急以竹针挑破,咯
出紫血,即吹赤麟散或回生丹。其疱若起喉内,不能

用针刀挑破,只须气针,针百会、前顶、后顶三穴,内疱自平。

鱼口风

鱼口生来一片浮,心家有热夜啁啾,上冲痰气医当急,莫待深沉始怨尤。

凡上唇生小疮或一二枚者,初起红肿渐至下唇,亦肿及面颊俱浮。若初起红赤发热作痒,痒后起小黄疱,切勿用破皮针。如生在上唇中间者,难治。若上唇赤肿直长出者,名龙唇发,可针两鼻角。又一症上唇生小白红疮,干燥,常欲以舌舐唇上,亦不可针。又一症,唇上直痛入骨连颊俱痛不可忍,可针鼻角。又一症,不浮肿,只口眼㖞斜转过一边,名转㖞风。此症宜针合谷、颊车二穴。以上诸症,先以角药调敷,吹吕雪丹。服紫地汤加犀角。大凡唇皮生疮,初起者,不可以针妄挑破。若误针之,身必潮热,满身骨节疼痛,不治。如用针刀必须依法律,切勿妄任己意施为,至要至要。

驴嘴风

驴嘴风生在下唇,逐时肿大不堪论,更加作痛如刀刺,敷药频施效自神。

初起下唇生一红疮,逐时肿大渐至下唇长出,用消芦散熏,服紫地汤,吹冰硼散,可用破皮针,针破即效。针法须认两旁肿处针之。

鱼腮风

鱼腮疾染在腮颐,肿痛难当只自知,传诀与君依法治,免教迟慢势难支。

是症生在酒靥边,两腮浮赤红肿,为双鱼腮;一边红肿者,为单鱼腮。治法以角药调敷,或用消芦散熏,服紫地汤,噙冰硼散。如逐日红肿极盛,方可用破皮针,针出血,仍以角药外敷。倘症日久腮穿出脓者,须内服蜡矾丸,外敷生肌散。

双搭颊风

风名搭颊两边浮,赤肿难当筋似抽,若遇此风非易治,值时敷刺莫移游。

初起面颊两边红肿,发热恶寒,须看口内牙上有肿无肿,如牙框肿者,不是搭颊,乃是牙风,即以牙风法治之;若属搭颊,先用角药外敷,服紫地汤,重加连翘、桔梗、牛蒡子。如肿仍不消,宜用破皮针出血,不可针挑深,外仍不离敷药,加摩风膏少许。

单搭颊风

一边红赤颊名单,证治如双毋用参,日久肿浮牙亦肿,外敷角药内噙丹。

面颊一边浮赤肿痛,或日久致牙框亦肿痛,须以角药外敷内噙,吹回生丹,服紫地汤。

落架风

落架风兮信不良,总因血气暗中伤,搭勾合上方无事,不合框时费酌量。

此症或因酒后,或偶大笑,或大呵欠致脱落下颏不得合架,口大开而不能咀嚼。虽属上热下虚,实由气血有亏,以致颏筋弛而不收。若起于一二日者,可治。日久则其筋已纵,恐难安合矣。治用上兜之法,先将下颏轻轻托上,用绸手巾兜住,然后以手揣其搭勾之处,令其勾合,再用老姜一片,置颊车左右穴上,以艾丸置姜上,用香点灸一再,即可断根。

枢扶氏曰:此症由内伤所致,宜灸不宜针,当服归脾汤加熟地。气血虚者,或当归补血汤主之。切勿以喉风诸药妄投,致误人匪浅也。

粟房风

粟米疮形满面淫,或成大疱痛难禁,施针用药依真法,病者舒眉患不侵。

初起发热满面红肿,先如粟米黄疮,日久合成大疱。先用荆芥、葱白煎角药频洗,再以角药用荆芥煎水调敷疱上,服紫地汤。凡初起不可针破,俟合成大疱,以针口向下挑出脓血,自效。

瘰疬风

瘰疬风生似核形,又如疬毒一般称,莫疑此症由冤债,妙药能除夙孽平。

是症自面生起红肿如小疬毒,渐至满头俱浮肿生核。可用破皮针逐个针出微血,敷以角药,服紫地汤,效。

穿颔风

病生穿颔不为祥,幸赖仙传有秘方,角药频敷汤紫地,徐徐图治莫惊惶。

两腮下红肿生核,或在一边。初生一二枚者,易治。日久生多,透入口内而自穿者,多至不治。以角药敷,服紫地汤,可针俟肿甚用铍针刺肿头,出血仍敷前药。

肥株子风

肥株斯疾耳弦生,肿痛方知病不轻,紫正开关兼急进,频加敷药立时轻。

两耳坠上浮肿如核,或一边生者,外敷角药,服紫地汤加开关散,可用针,针核上即效。

掩颈风

左右俄生掩颈风,分明赤肿似成痈,时人莫作寻常看,紫地辛乌有化工。

颈项上浮肿生痈,或左右,或一边,或浮肿。上头敷角药,服紫地汤。若浮大赤肿甚者,可以针肿处。

双缠风

缠喉之症本非奇,日久无声气道危,若见此形宜速退,仓公遇了亦愁眉。

初起外颈红肿至咽喉,亦皆满塞不分红白渐四围俱肿。先以辛乌散,加摩风膏内噙外敷,吹赤麟散、回生丹,服紫地汤加开关散。若颈项遍肿及头亦肿者,属极重症,却可治,须开风路针。如症日久难治,切勿用破皮针刀。

枢扶氏曰:此症由膏粱厚味太过,致肺胃积热,复受风邪上壅咽喉,红肿紧痛声音难出,汤水不下,而痰涎壅塞之声颇以拽锯。初发暴速,宜急针少商穴,以泻其热。痰盛者,角药调噙。症重者,宜服雄黄解毒丸。若面青唇黑,鼻流冷涕者,皆属逆症。又有因肾经有热,内枯不能上润,致令心火盛而发是症者,内紧外肿,潮热恶寒,乃属实证,法宜前治。若体虚因思虑太过,兼过食五辛而生似此症者,其发缓,其色淡,其肿微,咽喉干燥,舌见白胎,大便自利,六脉微浮,重按无力,吞咽疼痛,名曰慢喉风,乃属虚证,法当从治。若午前痛者,宜补中益气汤,加麦冬、元参、桔梗服之。午后痛者,或作渴身热足冷,此阴阳两虚也,忌用苦寒,宜少阴甘桔汤,以宣达之。若面赤咽干不渴,而微塞痛者,其脉必虚大,当以清露饮服之,兼用青雪丹吹之,自然获验。

单缠风

一边浮肿证缠单,或起头心或颈间,治法详前须辨识,针开风路自绥安。

初起一边红肿作痛,左属心,右属肺,或肿头项,或肿颈上,治同双缠风。

边头风

半边头痛苦无休,病者何须两泪流,风药不灵宜补剂,管教肿痛去靡忧。

此症一边头痛如破,或左右红肿如核,须针风池二穴,服紫地散加开关散。惟下元虚者,多致此疾,宜投补剂,以四物汤加白芷服之虚证不可刺。

枢扶氏曰:凡头痛如破,前药罔效者,以当归五钱,木通二钱,酒煎服下,即愈。

乘枕风

乘枕风兮本不奇,若成枕发却难医,只须急急调敷药,紫地开关服勿离。

是症脑后生疖毒,红浮肿痛。可用破皮针,服紫地汤合开关散,取效如神。

耳防风附

耳内红浮痛倍常,或脓或血不安康,少年若是沾斯疾,定主他年重患殃。

此症耳内肿痛,或耳外亦红肿及头亦痛,或耳内出脓血,若肿痛甚者,至口齿紧闭不能开,小便赤短,宜用紫地汤加龙胆草、木通,外敷角药,吹入五行丹,即效。

枢扶氏曰:以上三十六症,妙以一方统治之,无不神验,故宜其秘也。后之学者,务须辨症详审,毋致虚实有差,庶不稍误于万一耳。

秘　诀

喉风诸症初起，必作寒发热头痛，大便秘结，小便赤涩。以紫正散、地黄散合服，勿离其药，乃气血并治，能理气散血，逐风痰，不使邪热壅塞。痰涎甚者，用角药调井水噙口取之，使痰涎外涌不停，蓄于肺胃，兼吹回生丹，亦拔热邪外出也。凡患喉症，而误服凉药，致胸膈如坠不安者，以井水调角药噙之，心烦即止。科内所定方药，总在拦定风热在上不下，然后随症治之，自获效神速。如修合诸药，勿宜见火，皆生用之。吹药务研极细，临用合愈妙。水剂宜蒸不宜煎。以上皆口诀之秘，须究心焉。

喉风诸方

紫正散

紫荆皮二钱　荆芥穗八分　北防风八分　北细辛四分，去节

地黄散一名内消散

小生地二钱　京赤芍八分　苏薄荷六分　牡丹皮八分　牙桔梗八分　生甘草六分　净茜草一钱，又

上引加灯心二十节,红内消一钱即茜草藤五月五日采取,阴干。

以上紫地二散,每症合用,勿离用,开水泡药蒸服。

孕妇,去丹皮,加四物汤;热盛者,加连翘、犀角;头痛闭塞,加开关散;烦渴,加银锁匙;潮热者,加柴胡、黄芩;咳嗽,加麦冬、知母;大便秘结,小便赤涩者,加木通;数日不大便者,加元明粉;热壅肺闭致气喘促者,加麻黄五分,先滚去沫,再入药内同蒸。痰稠,加贝母;阴虚者,合四物汤。

开关散　能清诸风,止头目痛。

抚川芎一钱　杭白芷八分

银锁匙　能止烦渴退口烧。

天花粉八分　元参一钱

四物汤

生地三钱　当归二钱　川芎八分　白芍八分,酒炒

镇惊丸一名四神散　凡喉症已平,兼服此丸。

山药四两　桔梗二两　栀炭二两　甘草一两　上气者加广陈皮一两

上为细末,米糊为丸,如莲子大,朱砂为衣。每服一丸,薄荷灯心汤化下。

辛乌散 一名角药

赤芍梢一两　草乌一两　桔梗五钱　荆芥穗
五钱　甘草五钱　柴胡三钱　赤小豆六钱　连翘五
钱　细辛五钱　紫荆皮一两　皂角五钱　小生地五钱

上诸药味不宜见火，置日中晒燥，共为细末，收入
瓷瓶，勿令走气。临用以冷水调嗡口内，取风痰如神。
若痰涎极盛，加摩风膏浓汁四五匙，其力愈速。凡颈
项及口外红肿，即以角药敷之，亦可用角药作洗药，以
荆芥同煎水频频洗之，洗后仍调角药敷上，若悬旗风，
加南星末少许。

摩风膏

川乌尖即大川附子之尖，每用尖一个，以乳钵底浓磨汁
入角药　灯心灰五分

回生丹 即冰硼散　治一切喉证，有奇功。

大梅片六厘　麝香四厘　硼砂一钱　提牙硝三分
用萝卜同煮透再撼入清水内，露一夜沉结成马牙者，佳

共研极细末，以洁净为妙，入瓷瓶封固。临用挑
少许吹患处。开关后，次日并体虚头晕者，即宜去麝
香名品雪丹。毒肿渐平，并用刀破后者，再去牙硝麝硝
双去者名吕雪丹，加青黛名青雪丹。

真功丹　凡孕妇患喉症者宜用此。

大冰片一分　真熊胆一钱，阴干，临用乳细末　芦

甘石一钱,用羌活煎汤,煅七次,飞去脚晒干用　硼砂一钱　牙硝二分

共乳极细末,吹患处。毒肿渐平,去硝。刀破后须用吕雪丹。

消芦散　此方因患者畏刀,以此熏破,虽易见效,不能速于收功。

茜草一两　金毛狗脊五钱　唐蜜根一两,即紫荆皮根　芦根二两,去皮

上用米醋同药贮小罐内,以厚纸封口极固,放水中煮好,口上开一小孔如箸头大,对肿处熏。若一时未破,加巴豆七粒去壳同入煮,再熏,神妙若破后不能速于收功,吹生肌散。

万益丹　凡刀误用,致血流不止,以此吹上,血即止。

滴乳香一两,去尽油　没药一两,去尽油　真血竭一两　明硼砂一两

研极细末。每用少许,吹入刀患处,效。

生肌散

赤石脂一两,水飞数次再用　乳香一两,去尽油　没药三钱,去尽油　轻粉二钱五分　硼砂二钱五分　龙骨一两,火煅红淬入米醋内水飞　孩儿茶二钱五分　大梅片三分

研极细末。每于患处,略用少许。

凡病愈之后,以六味地黄汤,去山萸,加麦冬、沙参调之。

枢扶氏曰:以上皆原书秘方也。今广搜诸名家奇方于后,以补是科之不足焉。

消瘤碧玉散 专治喉瘤郁热之症。

硼砂三钱　冰片三分　胆矾四分

共研极细末。用时以箸头蘸药点患处,自效。

紫雪散 治一切咽喉肿痛及重舌、重腭、舌疔等症。

犀角尖一两　石膏一两　升麻八钱　羚羊角一两　元参二两　甘草八钱　寒水石一两　沉香五钱,锉末　木香五钱

用水五碗,煎药至约剩一碗,将渣用绢滤去,再将汤煎滚,投提净朴硝三两六钱,文火慢煎,俟水气将尽欲凝结之时,倾入洁净碗内。加下朱砂三钱,大梅片一钱,金箔一百张,各预研细和匀。将药碗安入冷水盆中,候冷,凝如雪,俟干,再研细,收固。凡大人每用一钱,小儿二分,十岁者,五分,徐徐咽之,即效。或用灯心汤化服亦可。若咽喉肿痛等症,吹之亦效。

蜡矾丸 治喉风穿腮出脓者。

黄蜡一两　枯矾五钱　乳香一钱五分,去尽油　没

药一钱五分,去尽油

后三味,共为细末,即用黄蜡为丸。每服二钱,开水送下。

捷妙丹　治双单蛾风神方。

牙皂角一两,切碎　丝瓜子一两二钱

二味,用新瓦文火炙干,为细末,加冰片少许,收固。每吹入鼻中,打喷一二次,即消,在左吹右,在右吹左,双蛾者,左右并吹。

严氏赤麟散　治一切喉痹、缠喉、双单蛾、叉喉恶证,吹之立吐痰涎,即时获效,可代针刀,真神丹也。只喉癣、咽疮虚证勿用。

真血竭五钱　巴豆七粒,去壳　明矾一两

上三味,打碎同入新砂锅,炼至矾枯为度。每两加大梅片三分,硼砂二钱,共研极细,收固。用时以冷茶漱口,吹患处立效。

枢扶氏曰:此环山方岫云山人家藏秘方也。治喉风诸症,实有奇功,余经验屡屡,其效不可胜言。

雄黄解毒丸　治一切急喉痹极危症。

明雄黄一两　川郁金一两　巴豆十四粒,去壳并去尽油

共研细,醋煮面糊为丸,如绿豆大。每服七丸,清茶送下,吐去痰涎立效。如至死者,心头犹热,灌药

不下，即以铁匙挖开口灌之，若得下咽，无有不活。如小儿惊热痰涎壅塞，或二丸三丸，量大小加减服之，亦神效。

万应丹　治一切咽喉口舌肿闭，并穿腮腐臭延烂等症。其验甚速，真神方也。

建青黛水飞去渣晒干，五钱　鸡肫皮洗，炙干，一钱　牛胆硝三钱　山栀仁拣净仁，炒黑，碾细末，三钱　黄连末三钱　生黄芩三钱　真熊胆一钱　人中白取经霜雪多年者，火煅三次，五钱　大红绒灰一钱　西牛黄一钱　雄黄一钱　青梅干煅存性，临时加才妙，五钱　硼砂三钱　枯矾二钱　儿茶三钱　铜青二钱　珍珠一分

以上各研极细末和匀，加真麝香五分，大梅片七分，再研和匀，入瓷罐内以乌金纸塞紧口，每用少许吹患处，日夜徐徐吹之，流出痰涎渐愈。如有腐臭，急用蚌水洗净，或用猪牙草、扁柏子和捣，加水去渣洗净，再以前药去青梅干，加滴乳香去油二钱，吹用。

制青梅法：大青梅一斤去核，略捣碎入白矾、食盐各五钱，拌和再加蜒蚰，不拘多少，层层间之，一日夜取梅晒干，收尽汁再晒干，煅灰存性，临用加入。

制胆硝法：冬月约入朴硝在黑牛胆内，挂在风前一百二十日，去皮用硝。此乃第一应验神方也。

青冰散　专治喉闭双单蛾有奇功。

胆矾二钱　硼砂二钱

共研末，取青鱼胆一个，将药末入胆内，阴干去皮，再研极细，加冰片二分，收固，每遇喉闭，双单蛾等症，以男左女右，吹入鼻中，自效。

火刺仙方　治一切喉痹、缠喉胀满气塞不通，命在顷刻者，须急用之。

法用巴豆油涂纸上，捻作条子，火上点着烟起，即吹灭，令病人张口急刺于喉间，俄然吐出紫血。即时气宽能言，及啜粥饮，再用药随治之，便立愈矣。夫咽喉诸疾，发于六腑者，如引手可探及刺破，或前诸方治之，即效。若发于五脏者，则受毒牢深，而手法药力难到，惟用油纸捻刺，乃为第一也。盖热则宣通，故以火治之，火气热处，使巴油皆到，又以火散结，以巴泻热邪，以烟吐出痰涎，此一举三善之捷法也。

碧雪散　治咽喉闭塞，痰涎壅盛。

灯心灰二钱　硼砂一钱

上为细末，每用少许，吹入喉中，即吐出痰涎，自效。

碧玉丹　治喉风急闭等症。

胆矾三钱　白僵蚕六钱，炒去丝嘴拣直者佳

上为细末，加麝香一分，每用少许，吹喉中立验。

绛雪　治咽喉肿痛,咽物妨碍,及喉癣、口舌生疮等症。

寒水石二钱　硼砂一钱　辰砂三钱　大梅片三分　孩儿茶二钱

为极细末,每用一字,掺于舌上,津液咽之,或吹患处,真妙方也。

金锁匙　治喉闭、缠喉风,痰涎壅塞,口禁不开,汤水难下等症。

焰硝一两五钱　硼砂五钱　片脑三分　雄黄二钱　白僵蚕一钱

各另研细末,再和匀收固,每吹少许,入患处痰涎即出。

推车散　专治牙痛、骨槽风生多骨者,吹入神效。

取推车虫即蜣螂炙研极细末,每一钱加入干姜末五分,同乳细收固。每用少许,吹入患处孔内,若孔内有骨,次日不痛,而骨自出。凡吹过周时,而无骨出者,则知内无多骨也。

剋欢丹又名过街笑　专治风火虫牙疼痛,无不神效。

蟾酥一钱,陈酒化透　五灵脂一钱　麝香八分

共研极细末,和捣为丸。以二百粒为则,即用新绸包,以丝线扎固,再藏瓷瓶内。每取一丸,咬嚙于痛

牙缝中，俟丸化，即疼愈。

灵丹 专治一切牙痛，无不立验。此不易得之方也。

防风 北细辛 黄芩 石膏 元参 羌活 荆芥 小生地 连翘 黄柏 甘草 白芷 白菊花 栀仁 川芎 百部 薄荷以上各二钱五分 真黄连三钱

上药，共为粗末，置大铜锅内，外用甘草五钱，煎水一大碗，将药拌匀，再取潮脑三两，研碎分作五七次，用洒药上，再以大碗盖住药上，又用石膏和灰面盐水调匀，密糊碗口不可泄气，煮长香一炷方可起下，将上升在碗的灵丹，用竹刀刮下，仍将渣用甘草水拌匀，复洒潮脑于上，如此升取五七次，候药性升尽为度，再以瓷瓶收固，凡牙疼擦上，立止如神。

证治汤头

秘授甘露饮 治真阴亏竭，火炎灼肺，虚损失血，内热发为咽疮、喉癣等症。

取童便半酒坛，要坛口大者。先用铁丝做四股络子，悬饭碗一个于坛内，约离童便三寸许，再用铅打成帽笠式倒置坛口上，四围用盐泥封固，外加皮纸数

铅笠式

便置住坛口
弦要向下转以

坛式

层糊密,勿令泄气。再用砖搭成炉式,将坛放上,用桑柴文武火炼烧一炷香,去火候温,再将铅笠轻轻取起,勿令泥灰落下,则坛中所悬碗内,自有清香童便露一碗。取出另倾茶碗内,与病者服下。每日早晚共服二钟,自有神效。取童便须择无病无疮疖者,五六人,每早烹好松萝茶一大壶,令各童饮下,俟便出时去头去尾不用,取中间者,以坛盛之。此环山方子岫云秘传之仙方也,识者珍之。

清露饮 治咽干塞疼,脉虚大者。

天冬一钱,去心 麦冬一钱,去心 生地一钱 熟地二钱 钗斛八分 桔梗八分 枳壳八分,面炒 甘草六分

上加枇杷叶一片蜜炙,刷去毛,水二钟,煎八分,食后服。

少阴甘桔汤 治慢喉风症。

元参八分 桔梗八分 川芎四分 柴胡五分 广皮六分 甘草六分 黄芩三分 升麻二分

加葱白一根,为引,水煎服。

黄连解毒汤 治重腭等症。

黄连 黄柏 黄芩 生栀子各一钱五分

水煎服。

益气清金汤　专治喉瘤之症。

人参二钱　茯苓一钱　桔梗三钱　黄芩二钱　麦冬钱半　陈皮一钱　栀仁一钱　薄荷一钱　甘草一钱　紫苏五分　牛蒡子钱半,炒　川贝母二钱,去心

加淡竹叶三十片,水煎,温服。

逍遥散　治肝家血虚火旺,头痛目眩,颊赤口苦,倦怠烦渴,抑郁不乐,咽喉干痛无形,妇人经水不调,脉弦大而虚。

柴胡一钱　当归一钱　白芍一钱　甘草五分　白术一钱　茯苓一钱

上水二钟,加煨姜一片,薄荷五分,煎八分,食远,温服。薛立斋,加丹皮一钱、黑山栀一钱。

二陈汤　治湿痰为患,及骨槽风等症。

陈半夏三钱,九制者佳　广陈皮三钱,去净白　白茯苓二钱　生甘草一钱

上加白芥子二钱炒研。引用生姜三片,水煎服。

阳和汤　专治骨槽风。

大熟地一两　鹿角胶三钱,石碎隔水顿,冲服　上肉桂一钱　白芥子二钱,炒研末　生甘草一钱　姜炭五分,即炮姜　麻黄五分

麻黄得熟地不发表,熟地有麻黄不腻膈,神用在

斯。水三钟，煎至五分，食远服。

阳和丸　专治骨槽风症。

上交桂一两　黑炮姜五钱　麻黄三钱

共研细末，炼蜜为丸。每服须加前二陈汤同煎，为妙。本方勿增减出入。

犀黄丸　治一切骨槽风，并患乳岩、瘰疬、痰核、横痃、肺痈、小肠痈、流注等症。

犀黄三分　乳香一两，灯心炒去油　没药一两，制同上　真麝香钱半

共研细末，取粟米饭一两，捣为丸，如绿豆大，晒干，忌烘。每服三钱，热陈酒送下，饮醉。盖被取汗出。醒后痈消而痛自息矣。

附：走马牙疳证

症以走马名者，言其疾速，失治即殒故也。盖齿属肾，与胃相通，肾主一身之元气。凡受积热火毒，疳气即奔上焦；或于麻痘之后，及伤寒杂症热病而成；或因平昔过服助阳热药，并饮毒所中。凡初起口气甚臭，名臭息；次第齿黑，名崩砂；盛则龈烂，名溃槽；热血迸出，名宣露；极甚者，牙脱落，名腐根，既脱齿不复回生矣。可见此症，贵乎速治也。

凡牙疳初起,黑烂腐臭出血者,宜服芦荟消疳饮。若脾胃虚者,宜兼服人参茯苓粥,吹以神功丹。若痘疹后余毒所中者,宜服清疳解毒汤。外势轻者,俱用人中白散擦之,若坚硬青紫渐腐穿腮齿摇动者,宜芦荟散擦之。凡牙疳见红血流者,吉。如顽肉不脱,腐肉渐开焮肿,外散臭气,身热不退,俱属不治。

又牙疳五不治症,齿落无血者,不治;腮崩唇破者,不治;黑腐不脱者,不治;臭气异常者,不治;服药不效者,不治。

芦荟消疳饮

芦荟五分,生　牛蒡子五分,炒研　元参五分　桔梗六分　川黄连八分　薄荷六分　栀仁五分　生甘草四分　升麻二分　石膏三钱　羚羊角一钱,另磨　银柴胡五分

加淡竹叶五片为引,水二钟,煎至六分,食远服。症重者,分两加一倍。

人参茯苓粥

人参一钱　白云苓六钱

共研末,同粳米一茶钟,熬成粥。先以盐汤将口漱净,再食粥。

清疳解毒汤

人中黄五分　川黄连六分　元参六分　牛蒡子

一钱　北柴胡五分　防风五分　生石膏二钱　犀角一钱,另磨冲服　知母八分　生甘草三分　连翘八分,去心　荆芥八分　淡竹叶一钱

加灯心五十寸,水二钟,煎服。若呕吐,加芦根五钱。

神功丹　专治一切牙疳,有神效。

人中白二两　黄柏六钱　青黛六钱,水飞　薄荷叶六钱　儿茶一两　冰片六分

为极细末,日用七八次。涎外流不止者,吉。若无涎,则毒气内攻,即属不治之症。

每以韭菜根煎水,频漱。

炼人中白法:取多年溺壶内底上所起者为最,其次即妇人溺桶内所起者,亦可。无论多寡,总取大块,放瓷盆内,置屋上,任其霜压雨淋风吹日炙,如此一二年,或多年更妙。取下放新瓦上,以炭火炼红烟尽为度,再研细收贮候用,愈陈愈妙。

人中白散一名异功散

白霜梅二钱　人中白五钱,火煅　枯白矾二钱　大梅片二分

共研细末。先用韭根、萝茶煎浓汁,乘热以鸡翎蘸洗患处,去净腐肉见鲜肉,再敷此药。若烂至咽喉者,以芦筒吹之。

戌骨丹 治走马牙疳,并痘后牙疳。

取白色狗屎,于长流水中淘出白骨,漂极净,瓦上炙黄,研极细,入麝香少许,擦疳上数次愈。

芦荟散

芦荟二钱　黄柏五钱　白人言五分,用红枣五枚去核,每枣纳入人言一分,火烧存性

共研细末。先用米泔水漱净疳毒,再敷齿患处,效。

独胜丹 治一切牙疳穿腮破唇,实有奇效。

取白茄蒂,不拘多少,阴干,瓦上炙燥,为细末,加冰片少许,收固。每吹患处,即愈。

紫花散 治小儿口疳神验。

甘蔗皮烧灰,研末,加冰片一字,掺之。

赤霜散 专治走马牙疳,延烂穿腮不堪,危险之症。

用红枣一枚去核,入红砒如黄豆大一粒,扎好放瓦上炙至枣上起白烟,俟烟尽取下盖,熄候冷,加冰片一字,研极细。吹患处,效速如神。若久烂之孔,亦能生肌捷速也。

圣功丹 治一切牙疳有奇效。

硼砂五分　蒲黄一分　人中白二分　马勃一分　儿茶一分　甘草节八厘　僵蚕五厘　冰片五厘　麝

上为细末，收固。水漱口净，吹之，数次即愈。此方出于岫云山人，而其功效过于神功丹、人中白散诸方。若疳重加青黛、黄柏等分。

保元丹 凡牙疳久不愈者，吹之，无不神验。

取稻草不拘多少，密扎成把，候冬至日放露天粪缸内，至春分取起，于长流水中洗净污秽置屋上，任日炽雨淋、雪压，愈陈愈妙。再将草烧成黑灰，研末，每两加冰片三分，和乳极细。吹患处，立效。

枢扶氏曰：以上牙疳诸方，及广搜各名家要义，及友人秘授者，皆经应验之方也，后之治者，认症勿差，用药勿错，安有不效？至于临症变通，又存乎其人耳。

附：梅涧医语一则 论喉间发白症

喉间发白之症，予经历十余，俱已收功。此症属少阴一经，热邪伏其间，盗其肺金之母气，故喉间起白，缘少阴之脉循喉咙系舌本。治法必以紫正、地黄汤为主，方除紫荆皮、茜草二味，此二药开结破肝血之燥热，今喉间之白，因邪伏于少阴肾经，蓄久而发，肝失水养，非喉本症风热结于血分可比，故此二药最不相宜。用之复伤其阴，而白反弥漫不解。只用紫正汤,微加细辛清解少阴之邪。初服一二剂,其白不增不减略转微黄色,十有九治。若服药后,白反蔓延呛喉,是邪伏肾经,肾阴已伤,元气无从送邪,即不治矣。此症服药,大便解出结粪,地道通而肺气行,邪从大便出,其白即转黄色,七日后愈矣。可知邪伏少阴,盗其母气,非臆度也。

又论喉间发白治法及所忌诸药

喉间起白如腐一症,其害甚速。乾隆四十年前无是症,即有亦少。自廿年来患此者甚多,惟小儿尤甚,且多传染。一经误治,遂至不救,虽属疫气为患,究医者之过也。按白腐一证,即所谓白缠喉是也。诸书皆未论及,惟《医学心悟》言之,至于论治之法,亦未详备。缘此症发于肺肾,凡本质不足者,或遇燥气流行,或多食辛热之物,感触而发。初起者发热,或不发热,鼻干唇燥,或咳或不咳,鼻通者轻,鼻塞者重,音声清亮气息调匀易治。若音哑气急,即属不治。近有好奇之辈,一遇此症,即用象牙片动手于喉中,妄刮其白,益伤其喉,更速其死,岂不哀哉! 余与既均三弟疗治以来,未尝误及一人,生者甚众。经治之法,不外肺肾,总要养阴清肺,兼辛凉而散为主。

养阴清肺汤

大生地二钱　麦冬一钱二分　生甘草五分　元参钱半　贝母八分,去心　丹皮八分　薄菏五分　炒白芍八分　不用引

质虚,加大熟地,或生熟地并用;热甚,加连翘,去白芍;燥甚,加天冬、茯苓。

如有内热及发热,不必投表药,照方服去,其热自除。

吹药方

青果炭二钱　黄柏一钱　川贝母一钱　冰片五分　儿茶一钱　薄荷叶一钱　凤凰衣五分

各研细末,再入乳钵内和匀,加冰片乳细。

喉间起白所切忌药味

麻黄误用咽哑,不可救　桑白皮肺已虚,不宜泻　紫荆皮破血,不可用　防风不可用　杏仁苦降,更不宜　牛蒡子能通十二经,不可用　山豆根不可用　黄芩过清凉　射干妄用即哑　花粉不可用　羌活过发表,切不可用　桔梗肺虚,不宜升　荆芥不可用

咽喉诸症禁忌

凡咽喉诸症,切不可发表,虚证不宜破血。

暂受风寒喉痛治法

清解汤

防风八分　桔梗六分　牛蒡子八分　甘草五分　秦艽一钱　川芎五分　薄荷五分　枳壳八分　当归一钱

引加葱白二寸,宜停荤腥。

重楼玉钥
卷下

喉风针诀

　　喉风诸症，皆由肺胃脏腑深受风邪，郁热风火相
抟，致气血闭涩，凝滞不能流行，而风痰得以上攻，结
成种种热毒。故宜以针法开导经络，使气血通利，风
痰自解，热邪外出，兼有诸药奇方，层层调治其症，安
有不效？针曰：气针诚为诸药之先锋，乃喉风之妙诀，
功效可胜言哉！凡临诸症，先从少商、少冲、合谷，以
男左女右，各依针法刺之。若病重者，再从囟会、前
顶、百会、后顶、风府、颊车、风池诸穴针之；留肩井、尺
泽、曲泽、小海、少海、商阳、中冲、照海、足三里、隐白
诸穴，看病势轻重用之，不可一时针尽。如遇喉风极
重之症，方可周身用针，开通周身经络使风热结邪得
杀其势，而气血遂能流利运行，佐以奇药内治，自无不
神效。若针路无血乃风热壅塞，则受郁邪日深，最为
险症，多致不救。是科临症，每于针下便能判定吉凶，
有心究此，宜细思详察焉。

附纂神应经用针咒法

咒曰:天灵节荣,愿保长生,太玄之一,守其真形,五脏神君,各保安宁,针一下,万毒潜形,急急如令敕。凡摄针默念咒一遍,吹气在针上,想针如火龙,从病人心腹中出,其病速愈。

按针用咒法,非出《素问》意。但使针时,专心于内,不致外驰也。

论针形至微何能补泻

譬曰:如气球焉,方其未有气也,则恹塌不堪蹴踢,及从窍吹之,则气满起胖,此虚中则补之之义也。去其窍之所塞,则气从窍出,而球复恹塌矣,此实中则泻之之义也。

针法主治歌

火针主刺周身病,淫邪溢于肌体中,为风为水关节痹,关节一利大气通。

火针者,即古人之燔针也。凡周身之淫邪,或风或水溢于肌体,留而不能过于关节,壅滞为病者,以此刺之,使关节利大气通,则淫邪壅于经络,风虚肿毒,伤于肌体者,皆可去也。

行针手法次第十二歌

一取穴歌

取穴先将爪切深,须教毋外慕其心,

令他荣卫无伤碍,医者方堪入妙针。

凡下针用左手大指甲重切,所针之穴,令气血开,教病者心专于内,不要外驰,然后下针,使针不伤荣卫,方堪入妙。

二持针歌

持针之士要心雄,手如握虎莫放松,

欲识机关三部奥,须将此理再推穷。

凡下针之时,须心小力雄,以右手持气针于穴上,势若握虎,不敢放松,着力漫旋,插直至应止之处,吸气三口,然后方提针徐徐而出。凡机关三才奥理,欲先识于心,而行于针者,须将此再三推究可也。

三温针歌

温针之理最为良,口内温和审穴方,

毋令冷热相争搏,荣卫宣通始安详。

凡下针必先将所用之针入于口中,使针尖温热,审定穴所,方可刺下。勿令冷热相争,庶血气调和,而得安详也。

四进针歌

进针理法取关机,失经失穴最不宜,

阳经取陷阴经脉,三思已定针自愈。

凡下针要病人神气定息数匀,医者亦如之关机,最切忌太忙,须细审经络穴所在何部分,不可轻施其针,失于经络穴所也。如在阳部,必取筋骨间陷下之处,则不伤于筋骨;如在阴分郄腘之内,动脉相应间,则以爪重切经,少待片时,方可进针,而不伤于荣卫。又必三思已定,然后下针,病可愈矣。

五指循歌

部分经络要指循,只为针头不紧沉,

推则行之引则止,调和血气使来临。

凡下针若气不至,用指于所属部分经络之路,上下左右推而行之,引而止之,往来循之,使血气上下均匀,针下自然气至沉紧,得气即泻之意也。

六摄法歌

摄法原因气滞经,大指爪中切莫轻,

以指持针待气至,邪气流行针自轻。

凡摄针者,因针下邪气滞涩不行也。随经络上下,用大指爪甲重切之,使正气流行,则邪气不能滞涩,而针下自觉活动矣。

七退针歌

退针手法理须知,三才诀内总玄机,

一部六数三吸气,须臾病痛自然除。

凡退针全在手法三才之内。皆有要诀玄机,不可不识。如欲退针,必须缓缓而出自地部,退至人部,再渐退至天部。俱用少阴之六数泻之,每一部六数,须要少停,三部共行三六一十八数,令病人吸气三口,随吸随提,徐徐退至天部,疾病自然愈矣。

八搓针歌

搓针泻气最为奇,气至针缠莫就移,

浑如搓线悠悠转,急则缠针肉不离。

搓针者,凡进退搓捻,皆催其气至,以泻邪气也。如觉针下气紧,切勿就移用,须以泻法,但微微动转,如搓线之状,若转之太紧,必至肉缠针头,邪气滞涩而不能除矣。

九捻针歌

捻针指法不相同,一般在手两般功,

内外转移行上下,助正驱邪疾自轻。

凡捻针时,虽一般在手,而指法不同,故功有两般也。如欲治上,则大指向外捻,外捻者,令其气向上也。如欲治下,则大指向内捻,内捻者,令其气至下也。内捻为之补,外捻为之泻。如经络向下者,转针头逆之,则为迎也;经络向上者,移针头顺之,则为随也。指法得宜,则正气自复,而邪气自退矣。

十留针歌

留针取气候沉浮,出入徐徐必逗留,

能令荣卫纵横散,巧妙玄机在指头。

留针者,凡出针至于天部,入针至于地部,须在皮肤肌肉间,徐徐容留,令荣卫宣散,方可出针入针,若出针太急,则血随针出,反伤荣卫,其巧妙玄机,全在指头之间也。

十一摇针歌

摇针三部皆六摇,依次推排在指梢,

孔穴大开无窒碍,邪气退除病自消。

摇针者,如出针三部,欲泻之际,每一部摇二三摇,多者不过六摇而已。以指捻针,如扶人头摇之之状,使孔穴开大,无有窒碍,庶邪气退除,而病自愈矣。

十二拔针歌

拔针之时切莫忙,闭门存神要精详,

不沉不紧求针尾,此诀须当韫锦囊。

凡针毕,拔针最要精详,不可轻率忙乱也。如欲出针,须待针下气缓,不沉不紧,觉轻动滑快,方以右指捻住针尾,以左手大指按其针穴及穴外之皮,令针穴门户不开,神气内存,然后拔针,庶不致于出血,此针家要诀,须当韫于锦囊也。

针　略

夫用针者,先明其孔穴,补虚泻实,送坚付濡,以急随缓,荣卫常行,勿失其理。故为针者,勿离乎心口,如衔索冥目,欲内视消息,气血不得妄行。凡针入一分,则知天地之气,针入二分,则知呼吸出入,上下水火之气;针入三分,则知四时五行,五脏顺逆之气。凡针皮毛腠理者,勿伤肌肉;针肌肉者,勿伤筋脉;针筋脉者,勿伤骨髓;针骨髓者,勿伤诸经络。若误伤之,魂魄神志知气失乱,反误人也,学者慎之《千金》。

针禁忌法

大寒无刺《素问》云:天寒无刺,天温无疑;月生无泻,月满无补;新内无刺,已刺无内;大怒无刺,已刺无怒;大劳无刺,已刺无劳;大醉无刺,已刺无醉;大饱无刺,已刺无饱;大饥无刺,已刺无饥;大渴无刺,已刺无渴;月郭空无治。

凡乘车来者，须令卧以休息，如食顷，乃可刺之。步行来者，令坐以休息，如行十里顷，乃刺之。若大惊大恐者，必俟定其气，乃刺之《千金》。

问针入几分留几呼

答曰：不如是之相拘也。盖肌肉有浅深，病去有迟速，若肌肉厚实处，则可深，若浅薄处，则宜浅。病去则速出针，病滞则久留针，为可耳《素问·针刺》。

论泻要诀

《神应经》云：取穴既正，左手大指掐其穴，右手置针于穴上，令患人咳嗽一声，随咳内针至分寸。候数穴针毕，停少时，用右手大指及食指持针，细细摇动，进退搓捻，其针如手颤之状，谓之催气；约行五六次，觉针下气紧却用泻法，如针左边，用右手大指食指持针，以大指向前，食指向后，以针头轻提往左转，如有数针，俱依此法；俱转毕，仍用右手大指食指持针却用食指连搓三下谓之飞，仍轻轻提往左转，略退针半许谓之三飞，依此法行至五六次，觉针下沉紧，是气至极矣，再轻提往左转，一二次；欲出针时，令病人咳嗽一声，随咳出针，此之谓泻法也《大成》。

论补要诀

凡人有疾，皆邪气所凑，虽病人瘦弱，不可专行补法。经曰：邪之所凑，其气必虚。如患目赤等疾，明是邪热所致，可专行泻法治之，其余诸疾，只宜平补平泻，须先泻后补，谓之先泻邪气，后补真气，此乃先师不传之秘也。今行补法者，令病人吸气一口，随吸转针，如针左边，捻针头转向右边，以我之右手大指、食指持针，以食指向前，大指向后，仍捻针深入一二分，使真气深入肌肉之分，如有数穴，依此法行之既毕。停少时，却用手指于针头上，轻弹三下，如此三次，仍用我左手大指食指持针，以大指连搓三下谓之飞，将针深进一二分，以针头向左边谓之三进三飞，依此法行至五六次，觉针下沉紧，或针下气热，是气至足矣，即令病人吸气一口，随吸出针，急以手按扪其穴，此谓之补法是也《神应经》。

枢扶氏曰：凡补法者，假如此穴合针入五分，须先针入二分，候针下得气再入二分，是至四分，又候得气更针入一分，总共五分止，然后急出针，即以左手大指急按所针穴孔，勿令出血，是为补也。凡泻法者，假令此穴合针五分，便即入五分，候约得气，便将针退出二分,少停又退出二分,是共提出四分,再少停,候得气又起针,慢慢拔出,不用手闭其针孔,令其气出,或血出,是为泻法也。

中指定同身寸图

男左女右,手中指第二节,屈指两纹尖,相去为一寸,取稻秆心量,或薄篾量,皆易折而不伸缩为准,用绳则伸缩不便,故不准。

行针分寸歌

行针分寸中指传,屈指中节两纹尖,

男左女右童稚一，长短肥瘦审经权。

法以中指第二节，屈指两纹尖；相去为一寸，童稚亦如之。虽人身有长短肥瘦不同，凡入针之分数，亦有不一，而身形长者，其指节亦长，身形短者，其指节亦短，但随其长短，以取分寸，则自准矣。肥人肌肉肥厚，血气充满，宜刺三分半；瘦人肌肉瘦薄，血气未盛，宜刺二分。然虽如此，犹有经有权，不可执一而论，如遇不肥不瘦之人，只在二三分之间，酌量取之，至于心领神会，又当存乎其人矣。

四季针灸坐向歌

针灸原来宜坐向，理从四季顺自然，
东南西北四维向，迎以生气本乎天。

四季人神所在禁忌针灸歌

四季人神所在处，禁针忌灸莫妄施，
春在左胁秋在右，冬在腰间夏在脐。

四季人神所在之处，谓人之神气初动之处，同乎天地之流行也。禁针灸者，恐伤生气也，凡人神常在心，至春在左胁者，肝主升也；秋在右者，肺主降也；

冬在腰者,肾主藏也;夏在脐者,脾主化也。

逐日人神所在禁忌针灸歌

一日足大足之大指二外踝,三日股内四在腰,五口六手七内踝,八腕九尻十背腰。十一鼻柱二发际,三牙四胃五偏身,六胸七气气冲也八股内,九足二十内踝寻,二十一手小手之小指二外踝,三日肝足四手明手阳明,五足足阳明六胸七在膝,八阴男女前阴中也九胫晦跌停足之十指岐骨也。

十干人神所在禁忌针灸歌

甲不治头乙喉头,丙肩丁心戊腹中,
巳脾庚腰辛膝位,壬肾癸足忌灸针。

十二支人神所在禁忌针灸

子日在目　丑日在耳　寅日在胸,又云面口　卯日在鼻及脾　辰日在腰　巳日在手,又云头口　午日在心腹　未日在足　申时在头并肩腰　酉日在背及胫　戌日在喉咽头　亥时在项并臂、胫、膝

十二时人神所在禁忌针灸

子时在踝　丑时在头　寅时在耳，一云在目　卯时在面耳　辰时在口项　巳时在乳，一云在肩　午时在胸胁　未时在腹　申时在心　酉时在膝、背、脾　戌时在腰　亥时在股

禁针穴歌 共三十一穴

禁针穴道要分明，脑户囟会及神庭，
络却玉枕角孙穴，颅囟承泣随承灵，
神道灵台膻中忌，水分神阙并会阴，
横骨气冲手五里，箕门承筋及青灵，
乳中上臂三阳络，二十三穴不可针，
孕妇不宜针合谷，三阳交内亦通论。
石门针灸应久忌，女子终身无妊娠，
外有云门并鸠尾，缺盆客主人莫深，
肩井深时人闷倒，三里急补人还平。

禁灸穴歌 共四十七穴

禁灸之穴四十七，承光哑门风府逆，

睛明攒竹下迎香，天柱素髎上临泣，

脑户耳目气脉通，禾髎颧髎丝竹空，

头维下关人迎等，肩贞天牖心俞同，

乳中脊中白环俞，鸠尾渊腋如周荣，

腹哀少商并鱼际，经渠天府及中冲，

阳池阳关地五会，漏谷阴陵条口逢，

殷门中脉承扶忌，伏兔髀关连委中，

阴市下行寻犊鼻，诸穴休将艾火攻。

针 灸 诸 则

凡诸病之作，皆由血气壅滞不得宣通，宜用针刺者，以针法开导之，当用灸者，以灸法温暖之。凡治毕，须好持护，忌生冷醋滑等物，若不知慎，必反生他疾。

凡针刺大法，多宜在午时之后，不宜在午时之前。

凡灸法，须先发于上，后发于下；先发于阳，后发于阴。

凡微数之脉，及新得汗后者，并忌灸。

凡用火补者，勿吹其火，必待其从容彻底自灭，灸毕即可用膏贴之，以养火气。若欲报者，直待报毕，贴之可也。

凡用火泻者,可吹其火,敷其艾宜于速迅,须待灸疮溃发,然后贴膏,此补泻之法也。

喉风诸症针刺要穴

喉痹、叉喉、缠喉、斗底:

天突　廉泉　后顶　风府　风池　合谷　商阳　中冲　少泽　少商　然谷　照海　三阳交　足三里

双单乳蛾、燕口:

后溪　少冲　少商　合谷　风池

牙关紧闭、口眼㖞斜、搜牙、悬旗:

颊车　承浆　合谷　鱼际　足三里

枢扶氏曰:以上诸穴皆急治喉风等症之要穴法也。其余诸穴切勿妄行针灸。必须谨遵古法,庶不有误,慎之慎之。

制针法

制针须用马嚼环铁,以马属午,午属火,火克金,取克制,能解铁毒之义也,故本草用马衔铁作医针为妙。若以真金制针,用之更佳。其煅炼之法,以马衔铁琢作二寸长，或三寸，不拘长短，要光圆尖者数针，三棱式者数针，以便分症从穴按用，不可过于尖锋，恐易折针于肉内也。次以蟾酥涂针尖上，入火中微煅，不可令红，取起复照前涂酥，煅三次，乘热插入腊肉皮之里肉之外，将后药用水三碗煎沸次，入针肉在内，煮至水干，倾于清水中，待冷将针取出，于黄土中插百余下，以去火毒再用，细石打磨净及端直，仍用松子油涂之，当常近人气为妙。

煮针药方

麝香五分　胆矾一钱　朱砂三钱　没药三钱　郁金三钱　川芎三钱　归尾三钱　磁石一两　石斛二分　皂角二钱　穿山甲三钱　甘草节五钱　沉香末五钱　北细辛三钱

以上诸药，能引气味入针内。

正面气针要穴图缺

任脉穴

任脉起于会阴，循腹上行，会于咽喉，至承浆止。

凡二十四穴,是科只用璇玑、天突、廉泉、承浆四穴后载会阴一穴,云:凡喉风禁针故不列入总条。

承浆一名天池,一名悬浆　在颐前下唇棱下陷中。经云:足阳明任脉之会。刺二分,留五呼,灸三壮,主治口眼㖞斜,口禁不开,暴喑不能言,偏风半身不遂。刺三分,徐徐引气而出。一云疗偏风口㖞面肿,消渴饮水不休,口齿疳蚀生疮,灸之亦佳,日可七壮,至七七壮止,即血脉宣通,其风应时立愈。艾炷不必大,但令当脉即能愈疾。《千金》云:小儿唇紧,灸三壮。《百症赋》云:泻牙痛而即移。《通玄赋》云:治头项强。

廉泉一名本池,一名舌本　在颔下结喉上中央舌本下,仰面取之。经云:阴维、任脉之会。按《刺疟论》所载云:舌下两脉者,廉泉也。《气府论》曰:足少阴舌下各一。《卫气篇》曰:足少阴之标,在背腧与舌下两脉。然则廉泉非一穴,当是舌根下左右泉脉,而且为足少阴之会也,刺三分,留三呼,灸三壮。主治咳嗽喘息,上气吐沫,舌纵舌下肿难言,舌根缩急不食,涎出口疮。

《百症赋》云:兼刺中冲穴,堪攻舌下肿痛。

天突一名玉户　在结喉下三寸宛宛中,阴维、任脉之会。刺五分,留三呼,灸二壮,低头取之,主治上气哮喘,咳嗽喉痹,五噎肺痈,吐咯脓血,咽肿暴喑,身寒热咽干,舌下急,不得下食等症。

璇玑 在天突下一寸陷中,仰头取之。刺三分,灸五壮。主治胸胁满,咳逆上气,喘不能言,喉痹咽肿,水饮不下,实证。

会阴一名屏翳 在大便前小便后,两阴之间。任脉别络,挟督脉冲脉之会,任督冲三脉所起,任由此而行腹,督由此而行背,冲由此而行少阴之分。宜灸不宜针,主治阴寒、阴中诸病,凡喉风禁针。

手太阴肺经穴

手太阴肺经,起于中府,出腋下,循臂内行入寸口,至鱼际,出大指之端,止于少商。凡十一穴,今录六穴。

中府一名膺中俞 在云门下一寸,去任脉中行华盖穴旁横开六寸,乳上三肋间陷中,动脉应手,仰而取之,手足太阴之会。刺三分,留五呼,灸三壮。主治肺急胸满,涕浊喉痹,气逆善噎,食不下,肺风面肿,肺胆寒热。此穴主泻胸中之热,其治与缺盆风府多同。

云门 在中府上直行一寸六分陷中,动脉应手,举臂取之。刺三分,灸五壮。《甲乙经》云:刺太深令人逆息。《千金》云：灸五十壮，主治咽痛喉闭，瘿气，伤寒四肢热不已，咳逆短气，上冲心胸等症。

天府 在臂臑内廉腋下三寸动脉陷中，用鼻尖点墨到处是穴。刺三分，留三呼，禁灸，灸之令人气逆。主治暴瘅内逆，肝肺相搏，血溢口鼻，飞尸鬼注。《百症赋》云：兼合谷可追鼻中衄血。

尺泽 在肘中约纹上，屈肘横纹筋骨罅中，动脉是也。手太阴所入为合，肺实泻之。刺三分，留三呼，灸三壮。甄权云：臂屈伸横纹之间，筋骨罅中，不宜灸。主治呕吐上气，喉痹腹痛，心烦舌干，及小儿慢惊风，可灸一壮。《千金翼》云：邪病四肢重痛，诸杂症候，尺泽主之，一名鬼堂。又云：五般肘痛寻尺泽。

鱼际 在手大指本节后内侧陷中，散脉中，白肉际。手太阴所溜为荥。刺二分留三呼，灸三壮。主治咽喉干燥，乳痈舌上黄，身热恶寒酒病。《百症赋》云：兼腋门能治喉痛。一传齿痛不能食饮，左患灸左，右患灸右，男三灸，女四灸。

少商 在手大指内侧端，去爪甲角如韭叶，白肉宛宛中。手太阴所出为井。刺一分，留三呼五吸，宜用三棱针刺，微出血，泄诸脏之热，不宜灸。主治项肿喉痹，烦心呕哕，雀目不明，唇干唾沫，饮食不下，手弯指痛，小儿乳蛾。《乾坤生意》云：此为十井穴，凡初中风暴卒,昏沉痰涎壅盛,牙关紧闭,水粒不下,急以三棱针刺此穴,及少冲、中冲、关冲、少泽、商阳,使血气流行,乃起死回生,急救之妙穴也。

手厥阴心包络经穴

心包络经,起自天池,循胸中出胁下,入肘内曲泽,下臂行循中指出其端,终于中冲。凡九穴,今录四穴。

天池一名天会　在乳后一寸,腋下三寸,著胁直腋撅肋间。《气府论》注曰:在乳后同身寸之二寸,手厥阴足少阳之会。刺三分,灸三壮。主治胸胁烦满,头痛寒热疟。《千金》云:治颈漏瘰疬,灸百壮。

天泉一名天湿　在曲腋下,去肩臂二寸,举臂取之。刺六分,灸三壮,一曰刺二分。主治恶风寒,胸胁痛。

曲泽　在肘内横纹陷中,筋内侧动脉,屈肘得之。手厥阴所入为合。刺三分,留七呼,灸三壮。主治咽喉疼痛,身热烦渴,臂肘摇动掣痛不可伸。

中冲　在手中指端,去爪甲如韭叶陷中。手厥阴所出为井。刺一分,留三呼,灸一壮。主治热病汗不出,头痛如破,身热如火,心痛烦满,舌强痛。《神农经》云：治小儿夜啼多哭，灸一壮，炷如小麦。《百症赋》云：兼廉泉堪攻舌下肿痛。一云：主治神气不足，失志，灸三壮。《乾坤生意》云：此为十井穴，凡中风痰涎壅盛，牙关紧闭，及喉痛药水不下，急以三棱针刺少商、少冲并此穴，使血气流通，乃起死回生之妙诀。

手少阴心经穴

手少阴心经，起于极泉，终于少冲，脉起心中，出属心系，下膈络小肠。其支者，从心系上挟咽，系目系。其直者，复从心系却上肺，下出腋下，循臑内后廉，行手太阴肺、心主之后，下肘内，循臂内后廉，抵掌后锐骨之端，入掌内后廉，循小指之内出其端。凡九穴，今取二穴。

少冲一名经始　在手小指内侧端，去爪角如韭叶。手少阴所出为井。刺一分，留一呼，灸一壮。主治热病烦满，心火炎上，眼赤血少，呕吐血沫，口热咽酸，乍寒乍热，臂内后廉痛，手弯不伸。《乾坤生意》云：此为十井穴，凡中风跌倒，卒暴昏沉，双单蛾痹，喉紧不开，以三棱针刺此穴，及少商诸穴，使血气流通，乃救急之要法也。

通里 在腕侧后一寸陷中。手少阴络，别走手太阳经。刺三分，灸三壮。主治热病头痛目眩，喉痹苦呕，肘臂肿痛。《神农经》云：治目眩头疼，可灸七壮。马丹阳云：治欲言声不出，实则四支重，头腮面颊红。喉闭气难通，不能饮食，以三棱针微刺出血，不宜灸。

足阳明胃经穴

足阳明胃经之脉，起于鼻之交頞中旁，约太阳之脉，下循鼻外，上入齿中，还出挟口环出唇，下交承浆，却循颐后下廉出大迎，循颊车，上耳前，循发际至额颅。其支者，从大迎前下人迎，循喉咙入缺盆，下膈属胃络脾。其直者，从缺盆下乳内廉，下挟脐入气街中。其支者，起于胃下口，循腹里，下至气街中而合，以下髀关，抵伏兔，下膝膑中，下循胫外廉，下足跗入中趾外间。其支者，下廉三寸而别，入中趾外间。其支者，别跗上大趾间出其端。凡四十五穴，今取八穴。

头维 在额角入发际，神庭旁开四寸五分。足少阳、阳明之会。刺三分，没皮向下。禁灸。主治头风疼痛如破，目疼泪出不明。《玉龙赋》云：兼攒竹能治目痛头痛。

颊车一名机关，一名曲牙　在耳下曲颊端，近前陷中，侧卧开口取之，刺三分，灸三壮，一日灸七壮，至七七壮，炷如小麦。主治中风牙关不开，失音不语，口眼㖞斜，颊肿齿痛，不能嚼物，颈强不得回顾。凡口眼㖞斜者，㖞则左泻右补，斜则左泻右补。《灵光赋》云：针齿痛。

地仓一名会维　挟口吻旁四分外如近下微有动脉。若久患风，其脉亦有不动者。手阳明、足阳明、任脉、阳跷之会。刺三分，留五呼，灸七壮，病左治右，病右治左。若过大口反㖞，却灸承浆即愈。主治偏风口眼㖞斜，牙关不开，齿痛颊肿。《灵光赋》云：地仓能止口流涎。

缺盆一名天盖　在肩上横骨陷中，为五脏六腑之通。刺三分，留七呼，灸三壮，刺太深令人逆息，盖孕妇禁针。主治喉闭汗出，瘰疬寒热，缺盆中肿外溃，伤寒胸中热不已。

阴市一名阴鼎　在膝上三寸，伏兔下陷中，拜而取之。刺三分，留七呼，禁灸。主治腰膝寒如注水，痿痹不仁，不得屈伸，寒疝小腹痛满少气。《千金》云：水肿腹大，灸，随年壮。

犊鼻　在膝髌下胻骨上，骨解大筋陷中，形如牛鼻，故名。一曰在膝头下，近外窟解中。刺六分，灸三壮，一曰刺三分。主治膝痛不仁，难跪起，脚气。《灵光赋》云：善治风邪湿。

足三里即下陵穴　在膝眼下三寸，胻骨外廉大筋内宛宛中，坐而坚膝低跗取之，极重按之，则跗上动脉正矣。足阳明所入为合。刺五分，留七呼，灸三壮。《千金》云：灸二百壮，至五百壮止。一云：小儿忌灸三里，三十外方可灸，不尔反生疾。秋月不宜出血，恐土虚也。主治胃寒心腹胀痛，逆气上攻，藏气虚惫，胃气不足，恶闻食臭，腹痛肠鸣，食不化，大便不通，小肠气。华佗云：疗五劳七伤，羸瘦虚乏瘀血乳痈。《外台·明堂》云：人年三十已外，若不灸三里，令气上冲目使眼无光，盖以三里能下气也。《千金》云：凡邪病大呼骂走，三里主之，名鬼邪。《太乙歌》云：兼束骨刺，治项强肿痛，体重腰瘫。又云：合太冲、中封，治行步艰难。《百症赋》云：兼阴交，治中邪霍乱。《天星秘诀》云：兼二间，治牙疼头痛，并喉痹小便不利等症。

厉兑　在足大趾次趾之端，去爪甲如韭叶。按《本输篇》曰：厉兑者，足大趾内次趾之端也，《经脉》《经筋》等篇，俱云中趾。《缪刺篇》曰：邪客于足阳明之络，刺足中趾、次趾爪甲上，各一痏。据此诸篇之说，可见中趾、次趾之间，皆阳明脉所发也。足阳明所出为井。刺一分,留一呼,灸一壮。主治面肿喉痹,齿龋恶风。《百症赋》云:与隐白相偕,治梦魇不宁。

足太阴脾经穴

足太阴脾经之脉,起于大趾之端,循趾内侧白肉际过核骨后,上内踝前廉,上腨内循胫骨后,交出厥阴之前,上膝股内前廉,入腹,属脾络胃,上膈挟咽,连舌本,散舌下。其支者,复从胃别上膈,注心中,凡二十一穴,今取四穴。

隐白　在足大趾内侧端,去爪甲如韭叶。足太阴所出为井。刺一分,留三呼,宜灸三壮。主治中痛呕吐,食不下及足寒不得温,妇人月事过时不止,刺之立愈,小儿客忤惊风。

三阴交　在内踝上,除踝三寸,骨下陷中。足三阴之交会。刺三分,留七呼,灸三壮。凡妊妇不可刺。主治脾胃虚弱,心腹胀满,不思饮食,妇人产难,月水不禁,赤白带下,宜先泻后补。凡小肠疝气,外肾偏坠,小便不通,浑身浮肿,宜先补后泻。《千金》云:内踝上三寸绝骨宛宛中,灸五十壮,主咳逆虚劳,筋骨挛痛,喉痹项颈满,肠痔、逆气、痔血、阴急等症。又云:

男女梦与人交泄精,三阴交灸五壮,梦泄神良。昔有宋太子善医术,出逢一妊妇,太子诊之曰是一女也,徐文伯亦诊曰:此一男一女也,太子性急欲剖视之。文伯曰:臣能针而落之,为泻三阴交,补手阳明合谷,应针而落,果如文伯之言。故妊娠不可刺此穴,且能落死胎也。

阴陵泉 在膝下内辅骨下陷中,伸足取之,或曲膝取之,与少阳经阳陵泉内外相对,一曰稍高一寸。足太阴所入为合。刺五分,留七呼,灸三壮。主治腹中寒痛,胀满喘逆,不得卧,小便不通,阴痛,足膝红肿。《通玄赋》云:能开通水道,喉痹胸满。

血海一名**百虫窠** 有膝膑上一寸,内廉白肉际陷中。一云在膝内辅骨上横入五分。刺五分,灸五壮。主治肾脏风,两腿疮痒湿不可当,妇人月事不调带下,先补后泻。《百症赋》云:兼地机,治妇人经事之改常。又云:兼冲门,治疝癖有验。《灵光赋》云:兼气海,疗五淋症。

侧面气针要穴图缺

背面气针要穴图缺

督脉穴

督脉起于少腹以下骨中央，女子入系廷孔，其孔溺孔之端也；络循阴器合篡间，绕篡后，别绕臀至少阴，与巨阳中络者，合少阴上股内后廉贯脊，属肾；与太阳起于目内眦，上额交颠上，入络脑，还出别下项，循肩膊内挟脊抵腰中，入循膂络肾，其男子循茎下至篡，与女子等，其少腹直上者，贯脐中央，上贯心入喉上颐，环唇上系两目下中央。按：督脉始于长强，循行背中，上脊至风府，入属于脑，终于龈交。凡二十八穴，今取十三穴。

长强 一名气之阴郄，一名橛骨，《灵枢》谓之穷骨，亦名骨骶　在脊骶骨端，伏地取之。督脉之络，别走任脉足少阴所结。刺二分，留七呼，灸三壮。主治腰脊强急，不可俯仰，肠风下血，五痔五淋，下部疮蚀，小儿囟陷，惊痫瘈疭，脱肛泻血，此穴为五痔之本。《玉龙赋》云：兼承山，灸痔最妙；一经验，治少年注夏羸瘦，灸此最妙。

哑门 一名喑门，一名舌厌，一名舌横　在项后入发际五分宛宛中，仰头取之。督脉阳维之会，入系舌本。刺二分，不可深，禁灸，灸之令人哑。主治颈项强急不语,诸阳热盛,衄血不止。《百症赋》云：兼关冲,治舌缓不语为紧要。

风府一名舌本　在项上入发际一寸,大筋内宛宛中,疾言,其肉立起,休言,其肉立下。督脉、阳维之会。《热论》曰：巨阳者,诸阳之属也,其脉连于风府。刺三分,留三呼,禁灸,灸则令人喑。主治中风舌缓,咽喉肿痛,伤风头痛,项急不得回顾,狂走悲恐,惊悸欲自杀。一云：主泻胸中之热,与大杼、缺盆、中府同。《席弘赋》云：风府风池寻得到,伤寒百病一时消。又云：从来风府最难寻,须用功夫度浅深,倘若膀胱气未散,更宜三里穴中寻。《通玄赋》云：风伤项急求风府。一传治感冒风寒,呕吐不止。

脑户一名迎风,一名会额,一名合颅　在枕骨上,强间后一寸五分,一曰在发际上二寸。督脉足太阳之会。禁刺灸,刺中脑户令立死,亦不可灸,灸之令人喑此不在十三穴之数。

强间一名大羽　在后顶后一寸五分。刺二分,灸五壮,一曰禁灸。主治头痛项强,目眩脑旋,烦心呕吐涎沫。《百症赋》云：兼丰隆,治头痛难禁。

后顶一名交冲　在百会后一寸五分,枕骨上。刺二分,灸五壮。主治颈项强急,咽喉疼痛,恶风目眩。

百会一名三阳五会,一名巅上,一名天满　在前顶后一寸五分,头中央旋毛心容豆许,直两耳间上对是穴。督脉、足太阳之会,手足少阳、足厥阴俱会于此。刺二分,灸五壮。《甲乙经》曰:刺三分,灸三壮。一曰:灸头项不得过七七壮。主治头风头痛,耳聋、鼻塞、鼻衄,中风口噤不开,或多悲哭,小儿风痫惊风,脱肛久不瘥。一曰:百病皆治,宜刺此二分,得气即泻。《席弘赋》云:兼太冲、照海、阴交,治咽喉疾。

前顶 在囟会后一寸五分骨陷中。一云:在百会前一寸。刺二分,灸五壮。主治头风目眩,面赤肿,小儿惊痫,鼻多清涕,颈项肿痛,咽喉诸症。《神农经》云:治小儿急慢惊风,可灸三壮,艾炷如小麦。

囟会 在上星后一寸陷中。刺二分,灸五壮,小儿八岁以前禁针,盖其囟门未合,刺之不幸令人夭。主治脑虚冷痛,头风肿痛项痛,饮酒过多,头皮肿,风痫清涕。一云:治目眩面肿,鼻塞,不闻香臭。可灸二七壮,初灸即不痛,病去即痛,痛即罢灸。若是鼻塞,灸至四日渐退,七日顿愈。针入二分,留三呼,得气即泻。凡头风生白屑多睡,针之弥佳,针讫,以末盐生麻油相和揩发根下,即头风永除。

上星一名神堂 在鼻直上入发际一寸陷中,可容豆。刺三分,留六呼,灸五壮。一云:宜三棱针出血,以泻诸阳之热气。主治头风头痛,鼻血、鼻涕、鼻塞,目眩不能远视睛痛,以三棱针刺,即宣泄诸阳热气,无令上冲头目。《玉龙赋》云:治鼻渊头风。

神庭 直鼻上入发际五分,发高者发际是穴,发低者加二三分。督脉、足太阳、阳明之会。灸三壮,禁刺,刺之令人癫狂、面肿、目失明。一曰:灸七壮,至三七壮。主治头风目泪诸症,凡喉风切禁针灸。

素髎一名面王 在鼻端准头。刺一分,禁灸。主治鼻中息肉不消,多涕。一曰:治酒酢风,用三棱针出血,效。

水沟一名人中 在鼻下人中陷中。督脉、手足阳明之会。刺三分,留六呼,得气即泻,灸三壮,炷如小麦,然灸不及针。主治中风口噤,牙关不开,卒中邪恶鬼击,不省人事。《神农经》云:治小儿急慢惊风,灸三壮,炷如小麦。

龈交齿根肉 在唇肉上齿缝中。任、督二经之会。刺三分,逆刺之,灸三壮。主治面赤心烦痛,鼻生息肉不消,目泪多眵赤痛,牙疳肿痛,小儿面疮久癣不除,点烙亦佳。《百症赋》云:专治鼻痔。

手阳明大肠经穴

手阳明大肠之脉,起于大指次指之端,循指上廉,出合谷两骨间，上入两筋之中，循臂上廉，入肘外廉，上臑外前廉，上肩出髃骨之前廉，上出于柱骨之会上，下入缺盆，络肺下膈，属大肠。其支者，从缺盆上颈贯颊，入下齿中，还出挟口交人中，左之右，右之左，上挟鼻孔，终于迎香。凡二十穴，今取七穴。

商阳一名绝阳　在手食指内侧，去爪甲角如韭叶。手阳明所出为井。刺一分，留一呼，灸三壮。主治胸中气满、喘咳、口干、颐肿、齿痛、目盲。《乾坤生意》云：此为十井穴。凡初中风跌倒，卒暴沉昏，牙关紧闭，咽喉肿痛，药水不下，急以三棱针刺此穴，及少商、中冲、少冲，使血气流通，乃急救回生之妙诀。

合谷一名虎口　在大指、次指岐骨间陷中。手阳明所过为原。刺三分，留六呼，灸三壮。主治头痛脊强，面肿目翳，发热恶寒，口噤不开，喉闭乳蛾等症。一云：能下死胎。妇人妊娠补合谷即坠胎。《千金》云：产后脉绝不还，刺合谷入三分，急补之。《百症赋》云：兼天府，治鼻衄。《马丹阳天星十二穴》云：疗头痛并面肿，齿龋，鼻衄血，口噤不开言，针入五分深，能令病自安。

阳溪一名中魁　在手腕中上侧两筋间陷中。手阳明所行为经。刺三分，留七呼，灸三壮。主治狂言喜笑见鬼，热病烦心喉闭，耳鸣齿痛，目赤烂翳，寒热痰疟。《席弘赋》云：兼二间，治牙痛喉痹。

手三里 在曲池下二寸，兑肉之端，按之肉起。刺三分，灸三壮。主治齿痛颊肿，瘰疬，手痹不仁。

曲池 在肘外辅骨屈肘曲骨之中，以手拱胸取之。手阳明所入为合。刺七分，留七呼，灸三壮，一云：百壮。主治手臂红肿，肘中痛，偏风半身不遂，皮肤干燥痂疥，妇人经脉不通。《马丹阳天星十二穴》云：善治肘中痛，偏风手不收，挽弓开不得，举臂莫梳头，喉痹促欲死，发热更无休，遍身风癣癞，针着即时瘳。《席弘赋》云：兼合谷，治手不如意。

五里 在肘上三寸，行向里大脉中央。一云：在天府下五寸。禁刺，灸三壮，一曰：十壮。主治肘臂疼痛难动，寒热，瘰疬。

巨骨 在肩尖上行两叉骨间陷中。手阳明、阳跷之会。刺六分，灸三壮、五壮，一曰：禁刺。主治惊痫吐血，胸中有瘀血，臂痛不得伸屈。

手太阳小肠经穴

手太阳小肠之脉，起于小指之端，循手外侧上腕出踝中，直上循臂骨下廉出肘内侧，两骨之间，上循臑外后廉，出肩解绕肩胛交肩上，入缺盆，络心，循咽下膈抵胃,属小肠。其支者,从缺盆循颈上颊,至目锐眦,却入耳中。其支者,别颊上𬱟,抵鼻至内眦,斜络于颧。凡十有九穴,今取三穴。

少泽<small>一名小吉</small>　在手小指外侧端,去爪甲角一分陷中。《甲乙经》曰:在小指之端,去爪甲一分陷中。手太阳所出为井。刺一分,留二呼,灸一壮。主治痎疟,寒热汗不出,喉痹舌强,心烦咳嗽,颈项痛不可顾,目生翳。《乾坤生意》云:此为十井穴。凡初中风痰涎壅盛,咽喉闭塞,急以三棱针,刺少商、商阳、中冲、少冲及此穴,使血气流通,乃起死回生急救之妙穴。

后溪　在手小指本节后外侧,横纹尖上陷中,仰手握拳取之,一云:在手腕前外侧拳尖起骨下陷中。手太阳所注为腧。刺一分,留二呼,灸一壮。主治痎疟寒热,目翳鼻衄,耳聋胸满,项强等症。《捷法》云:疗头项强痛,腮颊红肿,咽喉塞闭,水饮不下,心肺二经热病;双蛾喉痛,肺与三焦热病;单蛾咽肿,上下牙两颊疼痛,牙关紧急不开,颈项红肿;肾虚头痛,肝厥头晕,并醉后头风。

少海　在肘内大骨外去肘端五分陷中,屈手向头取之。手太阳所入为合。刺二分,留七呼,灸五壮。主治肘臂肩臑颈项痛,咽喉牙龈疼痛。

足少阳胆经穴

足少阳胆经之脉,起于目锐眦,上抵头角,下耳后,循颈行手少阳之前至肩上,却交出手少阳之后,入缺盆。其支者,从其后入耳中,出走耳前至目锐眦后。其支者,别从锐眦下大迎,合手少阳抵于顷,下加颊车,下颈合缺盆,以下胸中,贯膈络肝属胆,循胁里出气街,绕毛际横入髀厌中。其直者,从缺盆下腋循胸过季胁,下合髀厌中以下,循髀阳出膝外廉,下外辅骨之前直下抵绝骨之端,下出外踝之前,循足跗上入小指次指之间。其支者,别跗上入大趾之间,循大趾岐骨内出其端,还贯爪甲出三毛。凡四十三穴,今取九穴。

瞳子髎一名太阳,一名前关　在目外去眦五分。手太阳、手足少阳三脉之会。刺三分,灸三壮。主治头痛目痒,外眦赤痛,翳膜青盲,远视䀮䀮,泪出多眵,一云:兼外泽,能治妇人乳肿。

听会一名听河,一名后关　在耳前陷中,一云:耳珠下开口有空,侧卧张口取之。刺四分,灸三壮。主治耳聋耳鸣,牙车脱臼,齿痛,中风瘈疭㖞斜。《玉龙赋》云:治耳聋腮肿。

完骨　在耳后入发际四分。足太阳、少阳之会。刺三分，留七呼，灸三壮。主治头痛头风，耳鸣齿龋，牙车急，口眼㖞斜，喉痹颊肿，瘿疾便赤，足痿不收。

阳白　在眉上一寸，直瞳子。《甲乙经》曰：足少阳、阳维之会。《气府论》王氏注曰：足阳明、阴维之会。刺二分，灸三壮。主治头痛目昏，背寒栗，重衣不得温。

临泣　在目上直入发际五分陷中，正睛取之。足太阳、少阳、阳维三脉之会。刺三分，留七呼，灸三壮，一曰：禁灸。主治鼻塞目眩生翳，惊痫反视，胁下痛，疟疾夕发。

正营　在目窗后一寸。足少阳、阳维之会。刺三分，灸三壮。主治头痛目眩，齿龋痛，唇吻强急。

承灵　在正营后一寸五分。足少阳、阳维之会。刺三分，灸五壮，一曰：禁针。主治脑风头痛，恶风鼻室不通。

脑空一名颞颥　在承灵后一寸五分，挟玉枕骨下陷中。《气府论》王氏注曰：挟枕骨后枕骨上。足少阳、阳维之会。刺四分，灸五壮。主治劳瘵身热羸瘦，脑风痛，颈痛不可忍，鼻衄耳聋等症。

风池　在耳后颞颥后脑空下发际陷中，按之引耳，一云：耳后陷中，后发际大筋外廉。足少阳、阳维之会。刺四分，灸三壮、七壮，艾炷不用大。主治中风偏正头痛，目眩赤痛泪出，牙关紧，喉咙疼痛，汤水不能人。

肩井一名膊肩　在肩上陷解中，缺盆上大骨前一寸半，以三指按取之，当中指下陷者中。手足少阳、阳明、阳维之会。刺五分，灸三壮，孕妇禁针；一曰：此足阳明之会，连五脏气，若刺深令人闷倒，速补三里，凡针肩井者，皆以三里下其气；一曰：此脏气所聚之处，不宜补。主治中风气塞，涎上不语，头项颈痛，臂不能举；或因扑伤腰痛，脚气上攻；若妇人难产坠胎后，手足厥逆，针之立愈，若灸更胜。《千金》云：凡产难针两肩井一寸泻之，须臾即生矣。《百症赋》云：治乳痈极效。

阳陵泉　在膝下一寸外廉陷中，尖骨前，筋骨间，蹲坐取之。主治偏风半身不遂，足膝冷痹不仁，无血色，脚气筋挛。增治法云：治筋软筋缩疼，寒热头痛，口舌咽喉及头面肿，胸胁胀满，心中怵惕。此为筋会，故治筋病。

足临泣　在足小趾、次趾本节后间陷中，去夹溪一寸五分。足少阳所注为腧。刺二分，留五呼，灸三壮。主治胸满气喘，目眩心痛，季胁支满，乳痈，妇人经水不利。《千金》云：颈漏腋下马刀，灸百壮。

窍阴　在足小趾、次趾端，去爪甲如韭叶。足少阳所出为井。刺一分，留三呼，灸三壮。主治胁痛咳逆不得息，手足烦热汗不出，痈疽口干头痛，喉痹舌强，耳聋，转筋肘不能举。

足少阴肾经穴

足少阴肾经之脉，起于足小指之下斜趋足心之涌泉穴，出于然谷之下，循内踝之后，别入跟中，以上腨内，出腘内廉，上股内后廉，贯脊属肾，络膀胱。其直者，从肾上贯肝膈，入肺中，循喉咙，挟舌本。其支者，从肺出络心，注胸中。凡二十七穴，今取三穴。

涌泉一名地冲　在足心陷中，屈足卷指宛宛中。足少阴所出为井。刺三分，留三呼，灸三壮。主治喘咳有血，心中结热，目眩颈痛，身热喉痹，足胫寒痛，转筋热厥，五趾尽痛，足不践地。

然谷一名龙渊，一名然骨　在足内踝前，起大骨下陷者中。足少阴所溜为荥。刺二分，留三呼，灸三壮，一曰：刺不宜见血。主治喘呼烦满咳血，喉痹消渴，舌纵心恐少气涎出，小腹胀，妇人阴挺出，月经不调，初生小儿脐风撮口。此穴主泻肾藏之热。若治伤寒，亦宜出血。《百症赋》云：此穴易醒脐风。

照海　在足踝内下一寸陷中容爪甲，一云：在内踝下四分，微前高骨陷中，前后有筋，上有踝骨，下有软骨，其穴居中。《神农经》云：在内踝直下白肉际是穴。阴跷所生。刺四分，留六呼，灸三壮，一曰：刺三分，灸七壮。主治咽干呕吐，腹中气痛。《拦江赋》云：治噤口喉风，用三棱针出血即安。《席弘赋》云：兼百会、太冲、阴交，治咽喉疾。

足太阳膀胱经穴

足太阳膀胱之脉，起于目内眦，上额交颠。其直者，从颠入络脑，还出别下项，循肩膊内挟脊抵腰中，入循膂，络肾属膀胱。其直者，从腰中下挟脊贯臀入腘中。其直者，从膊内左右别下贯胛，挟脊内过髀枢，循髀外，从后廉下合腘中，以下贯腨内，出外踝之后，循京骨至小趾外侧，终于至阴。凡六十三穴，今取五穴。

睛明一名泪孔　在目内眦外一分宛宛中。《气府论》注曰：手足太阳、足阳明、阴阳跷五脉之会。刺一分，留六呼，灸三壮。《甲乙经》曰：刺六分，一曰：禁灸。主治目痛视不明，见风泪出，胬肉攀睛，白翳眦痒,疳眼头痛目眩。凡治雀目者,可久留针,然后速出之。《席弘赋》云:治目若未效,并合谷,光明不可缺。《灵光赋》云:治胬肉。

攒竹一名始先,一名员柱,一名夜光,一名光明　在眉头陷者中。刺一分,留六呼,不宜灸。《甲乙经》云:灸三壮。《明堂》用细三棱针刺之,宣泄热气,眼目大明,刺三分,出血。主治目视䀮䀮,泪出,目眩,瞳子痒,眼中赤痛及腮脸𥆧动不卧。《玉龙赋》云:兼头维,治目疼头痛。

通天一名天归　在承光后一寸五分,一曰:横直百会旁一寸五分。刺三分,留七呼,灸三壮。主治头旋项痛不能转侧,鼻塞,偏风口喎,衄血,头重,耳鸣,青盲,内障。

大杼　在项后第一椎下两旁,相去脊中各二寸陷中,正坐取之。《海论》曰:冲脉者,其输上在于大杼。《气穴论》曰:督脉别络,手足太阳三脉之会。刺三分,留七呼,灸五壮,一曰:禁灸,非有大急不可灸也。主治伤寒汗不出,腰脊项背强痛不得卧,喉痹烦满,头痛咳嗽,膝痛不可伸屈。

至阴　在足小趾外侧,去爪甲角如韭叶。足太阳所出为井。刺一分,留五呼,灸三壮、五壮。主治风寒头重,鼻塞目痛生翳,胸胁痛,转筋心烦,足下热,小便不利,失精。《席弘赋》云:专治脚膝肿。《百症赋》云:兼屏翳,治偏身痒痛之疾。张文仲治妇人横产手先出,诸符药不效,为灸右脚小趾尖三壮,炷如小麦,下火立产。

方剂索引

56检